ストレスの9割は「脳の錯覚」

思考グセに気づけば、もっとラクに生きられる

和田秀樹

青春新書
INTELLIGENCE

はじめに

「ストレス社会」という言葉が、当たり前のものとなっています。

２０１５年12月には、ストレスチェック制度が始まりました。従業員が50人以上いる事業所は、ストレスチェックというテストを行い、従業員のストレス状況を検査しないといけなくなったというわけです。

それだけ、ストレスが人々のメンタルヘルスに悪影響を及ぼすと考えられているということです。実際、ストレスは心の病だけでなく、心臓や消化器などの体の病にもつながり、また高血圧の原因にもなるとされています。

ところで多くの人は、「ストレス」という言葉について少し誤解しているようです。

たとえば、「ブラック企業でストレスフルな労働環境だ」とか、「コロナ禍の自粛生活がストレスだ」という人がいますが、これらは正確には「ストレッサー（ストレスを引き起こすもの）」であって、ストレスではありません。

ストレスとは、「ストレッサーによって生じる心身のゆがみ」のことを指します。だから、同じストレッサーであっても、ストレスを強く感じる人も、そうでない人もいます。ものの見方や感じ方によって、同じ職場や人間関係にいても、ストレスを強く感じて心がまいってしまう人もいれば、そうでない人もいる、というわけです。

もちろんブラック企業のようにストレッサーが強すぎるところは逃げたほうがいいですが、通常の労働環境で耐えがたいストレスを感じるようであれば、ものの見方や脳の情報処理過程に、少々問題があるのかもしれません。

コンピュータサイエンスの発達で、コンピュータの不具合の多くはハードの故障というより、ソフトの故障(いわゆる「バグ」)であることがわかってきました。ソフトにバグがあると、コンピュータがまともに働かなくなってしまいます。

ストレスを抱えがちな人は、脳の中で、同じことが起こっている可能性があります。

日本人の場合、学校教育やマスコミによる刷り込みのせいで、「ストレスが大きくなりやすい、ものの見方や感じ方」をしがちです。ですからそれをどう矯正していくかについて、精神科医の立場から、できる限りの提言を行おうと考えました。
もちろん、育ってきた環境は人それぞれなので、ものの見方や考え方も人それぞれです。ただ、心の病になりやすい「まずい思考パターン」があることもたしかなのです。

ですから、本書で挙げている「まずい思考パターン」が、自分に当てはまらないか、まず、モニタリングをしてみてほしいのです。問題がなければそれでいいし、問題が見つかったようなら、修正してみてほしいのです。

本書では、その治し方をいくつか紹介しました。
精神科医の立場から言うと、治し方は人それぞれに合ったやり方があります。自分に合った「心の矯正法」を見つけて、メンタルヘルスに役立てるだけでなく、日常的な判断力もより優れたものとなれば、著者としては幸甚この上ありません。
実際、いくら知能が高い人でも、「まずい思考パターン」があると、心の病になるだけでなく、人生を揺るがすような、とんでもない判断ミスをすることもあるのですから。

著者

ストレスの9割は「脳の錯覚」◉目次

はじめに 3

第1章

そのストレス、「脳の錯覚」が引き起こしていた!?

「脳の錯覚」によって、ストレスが大きくなる 14
すべての学校教育は、「洗脳」のためにある? 18
日本人は欧米に比べて、「疑う力」が欠けている 20
日本の医療界も、まさに「脳の錯覚」だらけ! 22
エビデンスもまた、一つの「刷り込み」である 24
滅多に起きないことを報道し、怖がらせるテレビ 26

コロナ報道も「怖がらせて」視聴率を上げる 30
SNSやネット掲示板の「同調せよ」という圧力 33
「介護施設は虐待される」というテレビの刷り込み 34
「お金の価値」も、刷り込みで成り立っている 36
苦しくても、まじめにルールに従い続ける日本人 38
「こうあるべき」を取り去れば、ストレスフリーに 40
「思考グセ」を捨ててみると、新しい人生が開ける！ 43

第2章 脳の判断をゆがめている原因は何か？

「不合理なスキーマ」が、人の判断をゆがめてしまう 46
「ストレス」と「ストレッサー」の違いとは？ 48
「人を生かす」ストレスと、「人を潰す」ストレス 51

ストレス耐性とは「ストレスから上手に逃げる力」 52
「生産性を上げるのが何より大事」という勘違い 55
エリート官僚が「バカになるとき」の思考回路 58
「ファジーな発想力」こそ、これから求められる力 61
「脳の錯覚」を修正しないと、人生で失敗する 64

第3章

人が陥りやすい「偏った考え方」の傾向を知っておく

「宝くじ、毎年買えばいつか当たる」も、脳の錯覚 70
間違った判断をしてしまう「認知バイアス」の怖さ 73
【損失回避の法則】「本日限り50％オフ！ まもなくポイントが失効します」 74
【コンコルド効果】「損は出たが、これまで投資してきたし今さらやめられない」 78
【フレーミング効果】生存率90％の手術と、死亡率10％の手術。どっちを選ぶ？ 81

【属人主義】「偉い学者がそう言っているんだから、間違いない」 88
【ハロー効果】「立派なスーツだから、この人の話は信用できそう」 90
【確証バイアス】「A型の男性って、細かくて面倒くさいよね」 92
【フィア・アピール】「この商品でケアしないと、肌が老化する一方ですよ?」 93
人間の脳には、2種類の「思考モード」がある 94
ぱっと考える「システム1」。深く考える「システム2」 97
「クイズ王」型の思考はできても、深く考えない 99
スティーブ・ジョブズは、「システム2」で考えた人 102
「仮説を立てる力」が、新しい生き方を切り開く 104

第4章

「不安な気持ち」の暴走はこうして食い止める

うつ病の原因にもなる「不適応思考」とは何か 108

「自動思考」の暴走を、人はなかなか自覚しにくい 110
うつ病は性格のせいというより「思考グセ」の問題 113
【二分割思考】「曖昧な状態は、気持ちが悪い。白か黒か決めたい」 114
「曖昧さに耐えられる」のが、成熟した大人の条件 117
「曖昧な物言い」は、そんなにいけないことなのか 121
【完璧主義】「完璧な会議資料を作らなければ、意味がない」 123
【「こうあるべき」思考】「主婦なんだから、家事はぜんぶやるべきだ」 126
生きづらくなる「不適応思考」のパターンを知る 128
【過度な一般化】「最近の若者は、キレやすい」 129
【拡大視・縮小視】「会社にとって、私はお荷物だ」 130
【自己関連付け】「プロジェクトが失敗したのは、私のせいだ」 130
【レッテル貼り】「おれは勝ち組、あいつは負け組だ」 131
【読心】「あいつは内心、おれのことバカにしている」 134
【情緒的理由付け】「こんな不景気じゃ、何をやってもうまくいかない」 134
コロナ禍は、これまでの「当たり前」を疑う機会 135

「自覚すること」が、不適応思考を抜け出す第一歩 137
「思考のおかしさ」を自覚したら、行動を修正する 140

第5章
「脳の錯覚」から自由になってラクに生きるヒント

「やってみなきゃわからない」が、人生を面白くする 144
ヒント1 テレビは「ボケ」、自分は「ツッコミ」 146
ヒント2 事件の加害者の「弁護人」をしてみる 148
ヒント3 あれこれ考えるなら、「紙の上」で 149
ヒント4 「出来事→感情→思考」のログをとる 151
ヒント5 「極端な考えの人」に会いにいく 153
ヒント6 カチンときても受け入れてみる 155
ヒント7 SNSで「異端の仲間」を集める 157

ヒント8 「できないものはできない」と割り切る 159
ヒント9 「負けた後の方策」を準備しておく 160
ヒント10 「人生は実験なんだ」と考える 162
ヒント11 多少のリスクなら、怖がらない 165
ヒント12 考えるより前に、まず行動してみる 167
ヒント13 インプットから離れ、アウトプットする 171
ヒント14 悩んだら散歩にでるか、寝てしまう 174
ヒント15 「本業」とは別に、何か活動の場を持つ 177
ヒント16 まったく違う環境に身を置く 180
ヒント17 「誰が言ったか」より、データを重んじる 183
ヒント18 プロセス重視よりパフォーマンス重視 187

編集協力／東雄介
本文DTP／センターメディア

第1章

そのストレス、「脳の錯覚」が引き起こしていた!?

「脳の錯覚」によって、ストレスが大きくなる

ストレスの9割は、「脳の錯覚」――。

そう聞いて「そのとおり！」と、すぐに納得できる人は少ないかもしれません。

「だってストレスの原因はちゃんと現実にそこにあるし、そのせいで実際に私は今、苦しんでいるんだから！」

パワハラ上司に、やってもやっても終わらない仕事に、家事をしてくれない夫に、迷惑なご近所さんに、いつまでも終わらないコロナに…。

原因は、「外」にあるじゃないか、と。

そう思いますよね？

でもちょっと、聞いてください。

冒頭からいきなりこんな話で申し訳ないですが、私はゴキブリが大嫌いです。

家にゴキブリが出たら、大声を上げてビビって逃げ回ります。私は、虫が少ない都市部

で生まれ育ったので、滅多にゴキブリを見る機会がなく、いまだに「ゴキブリは恐ろしいもの」なのです。

ところが私の妻は、生まれ育った環境のせいか、虫なんてまるで平気。「あら、こんなの、なにが怖いの？」と、えいっ！と叩き殺してしまいます。我が家のゴキブリを退治するのは、いつも妻の役目になっています。

こんな風に、同じ物事に対して、ものすごくストレスに感じる人がいる一方で、全然平気な人もいます。

じつはゴキブリは、日本人の私たちがイメージするよりずっと清潔な生き物で、伝染病を媒介することはまずありませんし、世界にはこれを食用にする文化も知られています。百年ほど前までは、世界各地で食べられていたとか。

この話を聞いて「気持ち悪いなあ…」と思ったあなたも、私と同じ「ゴキブリは恐ろしいもの」という「刷り込み」がなされています。

同じように、ある上司に対して、あなたが「いつもカリカリして、そばにいるだけで嫌だ！」と思ったとしても、ほかの同僚は「いつも情熱的な、尊敬できる上司だなあ」と感じているかもしれません。

テレビの天気予報で、明日は大雨だと知って、「うわあ、憂鬱《ゆううつ》だなあ…」と思う人がいる一方で、「雨の日って落ち着くから好き」という人もいます。

仕事のことで怒られて、「あんな言い方ないだろう」とムカムカする人や「自分なんてダメだ…」と落ち込む人がいる一方で、「たしかに非があったな。反省して次につなげよう」と前向きにとらえる人もいます。

友達にメールしたのに返事が来なくて、「私、嫌われてるのかな…」と悩む人もいれば、「きっと仕事で忙しいんだな」と気楽に返事を待てる人もいます。

とらえ方次第で、ある原因がストレスになることもあれば、ストレスにならないこともある。

その物事のとらえ方は、あなたがこれまで生きてきたなかで、どこかで形成された「刷り込み」によるものなのです。

これは、「考え方のクセ」とか「思い込み」とか「思考グセ」と言い換えてもいいかもしれません。

そして、あなたのストレスを大きくしてしまうような「刷り込み」のことを、この本では「脳の錯覚」ということにします。

「脳の錯覚」を正していけば、あなたがストレスに感じることはどんどんと減っていき、生まれ変わったようにラクに生きることができるのです。

現代は、さまざまな情報にあふれています。「ネットでこんな怖い情報、流れてた…」と、不安な気持ちに支配されてしまうこともあります。

「将来どうなってしまうんだろう…」と悲観しすぎていたら、ちょっと立ち止まって、「脳の錯覚のせいかもしれない」と考えてみましょう。

本書では、「脳の錯覚」を見つめ直すことで、ストレスをどんどん軽くしていく方法を紹介していこうと思います。

すべての学校教育は、「洗脳」のためにある？

手始めに第1章では、脳の錯覚の原因ともなる、さまざまな「刷り込み」について、見ていきましょう。この社会には、都合のいいもの、都合の悪いものを含めて、さまざまな刷り込みがなされています。

まず、私たちにもっとも影響を及ぼす刷り込みといえば、「学校教育」です。

『すべての教育は「洗脳」である』という本を書いたのは、ホリエモンこと堀江貴文さんです（光文社新書）。洗脳という強烈な言葉が適切かどうかはともかくとして、学校教育の目的のひとつが、刷り込みであることは確かです。「チャイムがなったら席につく」「授業中はおしゃべりしてはいけない」「信号が赤になったら、止まらなければならない」。初等教育ではこういったことが、刷り込まれていきます。国語では「山、川、海」といった漢字を覚え、算数では「1＋1＝2」という式を覚えます。

ではなぜ、初等教育において、こういった刷り込みが必要なのでしょう。

それは、人と人とが意思疎通をするさいには、「共通言語」が必要であり、社会で生きていくために「ルールを覚えること」が必要になるからです。

たとえば同じ文化圏に、出会ったときの挨拶を「こんにちは」という人と、「ハロー」と言う人と、「ニーハオ」と言う人が混在していたら、コミュニケーションがとりにくい。日本人にとって、信号の「進め」は「青」ですが、アメリカでは「グリーン」です。日本人なら、ニワトリの鳴き声は「コケコッコー」ですが、アメリカでは「クックドゥードゥルドゥー」です。

例えば、アメリカ人が「クックドゥードゥルドゥーと聞こえた」と話せば、それを聞いたアメリカ人は「ニワトリの鳴き声のことだな」とすぐわかります。

言語も、社会ルールも、教育によって「刷り込む」ことで、人は違和感なく安全に、社会生活を送ることができるようになるのです。

日本人は欧米に比べて、「疑う力」が欠けている

学校教育の刷り込みの多くは、「悪いもの」ではありません。

たとえば、算数で、「1＋1は2である」と習います。天才発明家エジソンは、「粘土1つと粘土1つをくっつけたら、大きい粘土1つになるじゃないか。なんで2なんだ」と文句をつけたらしいですが、ふつうの子どもは、「1＋1＝2」を批判したり、疑うことはありません。先生は、子どもたちに「1＋1は2です」とまず覚えさせる。そうしないことには、次のステップへと授業が進められません。言語もそうです。「これは『葉っぱ』です」「『本』とはこういうものです」と、子どもたちに覚えさせる。

「先生の言ったことを信じて、素直に覚えなさい」。これが義務教育、初等中等教育の本質です。そして、先生の言うこと（＝刷り込み）に疑いを持たない子どもほど評価されるのが、義務教育とも言えます。

義務教育までは、それでもいいのです。

ところが、大学、大学院といった高等教育の役割は、刷り込み中心だった初等中等教育とは正反対であるべきです。つまり今度は、それまで習ってきた刷り込みを疑い、自分なりに仮説を立て、新しい価値観を生み出す力をはぐくむ。これまでの知識を「疑う力」を身につけるのが、高等教育の役割だと、私は思うのです。

少なくとも欧米では、そういう高等教育をしています。欧米の人と話すと、「いや、そうとは限らない」「例外もあるはずだ」「オレの意見はこうだ」とイチャモンばかりつけられるので少々閉口することもあるのですが、相手と積極的に議論することにより、その話はとても深まります。欧米人のこういった姿勢こそ「疑う力」であり、批判精神です。なにを批判するかと言えば、常識といわれるものを、彼らは疑っていくのです。そして、彼らなりの仮説を立てる。

彼らはこういう「思考トレーニング」の技術を身につけています。ところが、日本人はどうかというと、大学や大学院まで、「刷り込み教育」が延々と続いているように思います。

何が問題かって？　そういう人が社会に出ると、組織や権力者や偉い人の言うことをそのまま鵜呑《うの》みにし、どんなことがあってもそれを疑わない、「イエスマン」になってしまうからです。

日本の医療界も、まさに「脳の錯覚」だらけ！

医者の世界では、大学で医学部面接試験が導入されるようになって、優秀な人を採るというよりも、「教授の手足となって働けそうな人」を採る傾向があります。イエスマンが大好きで、上が言ったことを疑ったり、それに逆らったりするなんて、もってのほか。

じつのところ、日本でいま行われている医療の多くは、信用できるエビデンス（科学的根拠）に基づいたものというより、「偉い教授がそう言っているから」「大学病院の方針だから」に基づく医療がまん延しています。

古い医療常識が跋扈《ばっこ》し、その「刷り込み」を疑う習慣がない。すると、どんなことが起こるのでしょうか。日本人の健康が危ぶまれるかもしれない、そんな例を紹介します。

長らく解かれていない刷り込みの1つに「コレステロール値は低いほうがいい」があります。

日本では、検査データのコレステロール値を「目の敵」のように減らそうとします。しかし私はこれを疑っています。

アメリカ人は心筋梗塞で死ぬ人が、日本人に比べて圧倒的に多いので、たしかにコレステロール値が高すぎる人は、減らす努力をしたほうがいいと思います。アメリカではがんで亡くなる人の1・7倍の人が、心筋梗塞で亡くなっているからです。

ところが、日本人は心筋梗塞で亡くなる人は、がんの10分の1程度。コレステロールを減らすように努めると、体の免疫機能が落ちて、むしろ、がんが発症しやすくなってしまうのです。実際、コレステロール値が低い人ほど、がんになりやすいというデータもあるのです。

日本では、がんでの死亡率がいちばん高いのですから、コレステロール値を減らすことばかりを目標のようにいうのは考えものでしょう。しかも、コレステロール値を減らすという対策は、男性ホルモンも同時に減らしてしまいます。これは中高年以降の男性の意欲低下につながり、要介護状態を誘発しかねません。

いっぽうで、「乳がんは乳房をぜんぶ切除したほうがいい」という刷り込みは、ようやく解けてきたところです。

医師の近藤誠氏は1980年代に、乳がん患者の治療で、それまで主流だった大胸筋ごと乳房を切除する手術と、がんのみを切除する手術（乳房温存療法）を比較し、5年生存率がまったく変わらないことをデータで示しました。当時それを提唱したら、医療界の権威から大バッシングを受けました。でも今では、乳房温存療法は、乳がんの早期ステージにおいては標準治療になっています。約15年間のタイムラグののち、近藤先生を叩いた人たちが定年退職していったからです。「疑うことを許さない」医療の世界では、このような弊害が起きやすいのです。

エビデンスもまた、一つの「刷り込み」である

かといって「エビデンス」に基づいていれば、なんでも信じるべきなのかというと、これもまた違います。「個体差」の問題があるからです。

たとえば、教育心理学の調査で「褒めて育てると、7割の子どもの成績が上がった」ことがわかったとします。このエビデンスを踏まえれば、「子どもは、叱るより褒めて育てたほうがいい」という調査報告になります。

しかし、そこで「自分の子どもも褒めて育てるのがいい」と決めつけるのは早計です。なぜなら、その自分の子どもの場合は、「叱って成績が上がった3割の子どものタイプ」にあたるかもしれないからです。叱るべきタイプの子どもを褒めて育てたら、増長して、むしろ勉強しなくなるかもしれません。


このようにどんなことも、マジョリティ（大多数）の意見による対応と、個体差による対応とは、分けて考えなければなりません。

「タバコは体に悪い」とするエビデンスは、たくさんあります。でも、タバコによるリラックスタイムのおかげで、ストレスが軽減され、「タバコを吸ってきたから長生きできた」という人だっているはずです。これからゲノム解析が進めば、「タバコを吸っても肺がんにならない人」や「血圧が高くても大丈夫な人」などが明らかになる可能性だって、ないとは言い切れません。

そうすれば、マジョリティな医療とは異なる、個体差に応じた「テーラーメイド医療」が可能になるでしょう。「これまで自分が食べたいものも我慢してきたのに、これまでの我慢は一体何だったんだ」と怒り出す人も出てくるかもしれません。

医学は常に発展途上であり、現在信じられている学説も、疑いの余地はあるということです。それまでの常識がくつがえることも、よくある話です。

それであれば、エビデンスがどうあろうと、無理に我慢したりしないで、自分がストレスを感じない健康法を選ぶというのも、ひとつの手です。苦い顔をしながら節制するよりも、笑顔で気楽に過ごしたほうが、免疫機能も上がります。免疫機能が上がれば、がんなどの病気にも強くなります。コロナにしても、免疫機能が高いほど、発症する可能性が低くなります。

今ある常識をいったん疑ってみることで、意外と新しい道が見えてくるものなのです。

滅多に起きないことを報道し、怖がらせるテレビ

日本人は、欧米の人に比べて、テレビからの情報をすぐに信じ込んでしまう傾向もあります。

日本の主要テレビ局（キー局）は5局しかありません。その上ワイドショーなどは、「同

じ時間帯に」「同じ内容のニュース」を、まるで足並みをそろえたかのように、延々と流します。「よその局がこの主張で放送するなら、うちは反対の主張でいこう」といったような、報道姿勢の棲《す》み分けもありません。

これがアメリカでは、保守的なＦＯＸのような放送局もあれば、政権批判が当たり前になっているＣＮＮのような放送局もあります。共産党による１党独裁で「言論の自由がない」と日本人が批判する中国でさえ、30局くらいからチャンネルを選べます。視聴者は、ニュースに関するいろんな意見を、自分の嗜好《しこう》で選ぶことができ、いくつかの局の言説を比較することもできます。

それに比べると、日本のテレビ局はあきらかに画一的な報道スタンスです。つまり視聴者は、どのチャンネルを回したって、同じようなニュースや論調を「刷り込み」されるわけです。疑おうにも、対極の主張をするチャンネルがないので、批判もしにくい。こうして、日本の視聴者は、思考停止していきます。

たとえば、「高齢ドライバーの運転はあぶない」とテレビ局が報じれば、それを鵜呑みにしてしまいます。たしかに、「高齢ドライバーが高速道路を逆走」「エンジンとブレーキを踏み間違えて暴走し、死者○名の事故を起こした」といったニュースが、しばしば世間を騒がせました。

ところがデータを調べてみると、それも単なる「印象」であることがわかるのです。

内閣府による「令和2年交通安全白書」のなかの「運転者が第1当事者となる交通死亡事故発生件数（令和元年）」を年齢層別に見てみると、免許保有者10万人当たりの死亡事故は、20～29歳が3・8件、40～49歳が2・8件に対し、80歳以上は9・8件となっています。この数字だけを見ると、高齢者の運転は危ないように見えます。

しかし法務省の「令和2年犯罪白書」のなかの「交通事故発生件数（令和元年）」を、第1当事者の年齢層別に見てみると、20～29歳が6万3749件、40～49歳が6万5838件に対し、75歳以上は3万4559件程度。ほかの世代と比べて決して多くないことがわかります。また、高齢者が運転者の場合、若い世代に比べて第1当事者自身が事故で亡くなることが多いため、交通安全白書では数字が高くなっているとも考えられます。

テレビ報道の「暴走高齢ドライバー」のようなイメージとは違って、私たちが普段、車を運転しているとき、高齢者マークをつけている車を見かけると、スピードの出しすぎどころか、「慎重すぎるほど、ゆっくり安全運転」のドライバーが多いのが実感ではないでしょうか。つまり暴走高齢ドライバーは「とても珍しい事件」だからこそ、ニュースで報じられるし人々の注目を集めるのです。大切なのは、けっして「高齢ドライバーの事故が多いから」報じられるわけではないこと。

それなのに「高齢ドライバーの運転は危ない」と、国民が簡単に刷り込まれてしまうのが、日本という国なのです。

また日本では、ニュースによって世論が作られ、それによって政策が変わることさえ珍しくありません。

ほかの国なら、政策を変えるのは、客観的な「統計情報」に基づいた議論によってなされます。日本を含めて、ほとんどの先進国で統計調査を行うのはそのためです。

ところが日本では、「確率的にはとても珍しいことが起きた」からニュースになっているのに、なぜか、その確率的に低いことへの「世間の注目度」によって、政策が変わってしまうのです。

テレビを観るときに覚えていてほしいのは、「犬が人間を噛《か》んだ」ではニュースになりませんが、「人間が犬を噛んだ」ときにニュースになるということです。

コロナ報道も「怖がらせて」視聴率を上げる

コロナについても、我々は「正しく怖れる」ことが大切であって、やたらと不安を煽《あお》るニュースには、「疑いの目」を持つ必要があります。

私自身も、コロナ禍は早く収束してほしいし、国や行政は感染対策をきちんとやるべきと思うし、ワクチン接種も急ぐべきだと思っています。しかし、いたずらに「怖い、怖い」と煽り続けるテレビなどのマスメディアには、正直、辟易《へきえき》することがあります。メディアはいったい、どんなエビデンスを持って「怖い」と煽っているのか。視聴率を上げたいがために少々盛っているのではないか、と。

こういうときこそ、さきほどのように「統計情報」に基づき、考えてみましょう。

たとえば、インフルエンザの年間の平均推定感染者数は約1000万人となっています。厚生労働省によれば、2019年のインフルエンザ死者数は3575人でした。ただしこれらの数は、「ワクチンや抗インフルエンザ薬の利用が可能」な上での数字ですから、もし、ワクチンや薬がない環境と仮定すれば、死者数はもっと多くなるでしょう。

さらに、「インフルエンザに関連する死亡者数」は、年間で約1万人と推計されています。「関連する死亡者数」というのは、インフルエンザが直接的に引き起こす脳症や肺炎のほか、2次的に起こる細菌性の肺炎、また、呼吸器疾患や心疾患といった持病の悪化など、インフルエンザの間接的な影響によって死亡した人の数も含んだ数字です。

さらには、コロナが発症すると肺炎が悪化して亡くなることが知られていますが、「通常の肺炎」でも、我が国では毎年10万人の命が奪われています。


こうした客観的なデータをふまえて考えると、コロナに対して、少し違った見え方がしてきませんか？　ほかの病気と大きな違いがないではないか、と。

私が言いたいのは「コロナなど怖れるな」ということではありません。言いたいのは、マスメディアの刷り込みに対して「疑い」を持ち、誰かの受け売りではなく、自分の頭で考え、思考する習慣をもってもらいたいということです。


また、ほかの国の状況や、過去の日本の状況と比較してみることも、「客観的な視点」

を持つ上では、大切なことと言えます。

たとえばインドは、「感染症の宝庫」と言われるくらい、国内にはさまざまな感染症があります。結核、デング熱、マラリア、日本脳炎など、コロナ以外にも怖れるべき病気が、ほかにもたくさんあるのです。

かつての日本も似たようなものでした。戦前の日本の平均寿命は50歳未満と、主要国でもっとも平均寿命が短い国でした。昭和25年の死因の第1位は結核で、当時は「結核になったら死ぬのが当たり前」だったと言います。そのような恐ろしい病気がまん延していた頃に比べ、今では日本は平均寿命が世界一の長寿国になるほど健康な国となりました。

そうやって比較してみると、今、置かれている状況がけっして最悪なのではない、と冷静になることができます。

恐怖をあたえる報道による「現実にそぐわない刷り込み」が、日本人にもたらすメンタルヘルスの問題のほうを、むしろ精神科医の私は心配しています。

SNSやネット掲示板の「同調せよ」という圧力

メディアによる刷り込みを疑わない日本人。それは、常識を重んじる一方で、異端をゆるさない態度にもつながっているようです。

例えば、SNSやネット掲示板の使い方に、それは表れています。

SNSやネット掲示板は本来、異なる意見が交わされるのが当然の場所なのに、日本人は「みんなと違う意見を潰す」ということを平気でやる。

そこには、ひとつの〝正しそうな〟意見には、みんなで「右にならえ」しなければならないという心理がみてとれます。それは「みんなと同じでないと不安」という心理でもあり、また「みんなと意見をそろえるべき」という同調意識の強さの表れでもあります。

しかし本来、全員が同じ意見を持つことなど、ありえないこと。それなのに、「右へならえ」を押しつけられては、ストレスがたまるばかりです。「こうあるべき」と押しつけてくる人たちにかぎって、なんだか苦しそうに見えないでしょうか。

私自身は「右へならえ」が大嫌いな性格です。子どもの頃から私は「自分は人と合わせるのが苦手な人間だ」と自覚して、ひねくれ者として人生を歩んできました。医者という職業を選んだのも、会社員と比べて、人と合わせる必要がなさそうだったからです。

こうした性格のこともありますが、精神科医という立場からも、「みんなと同じ」を疑わない日本人には警鐘を鳴らす必要があると私は考えています。それは、あまりに強い同調への圧力がストレスのもとになり、うつ病などの精神疾患につながりかねないからです。もっとみんなが本音を隠さず、それぞれの意見を自由に発言できる社会になってほしいと願っています。

「介護施設は虐待される」というテレビの刷り込み

介護の世界も、メディアによる刷り込みにより、誤解が生まれています。

高齢者虐待に関するニュースでよく話題になるのは、多くの場合、介護施設などで起こる事件です。そのニュースによって「介護施設は怖いところだ」「親を施設に入れるなんてかわいそう」という刷り込みがなされます。

しかし、統計値でみれば介護施設で働く職員ではなく、自宅介護における家族・親族による虐待件数の方が、圧倒的に多くなっています。在宅介護をしている家族の35％が「虐待をしたことがある」と報告した調査もあります。自分の仕事や育児も抱えた家族が、さらに介護をすることは、たいへんな労力です。介護負担を抱えこみ、ストレスから「うつ状態」になるご家族も、たくさんいます。そうしたストレスが虐待につながる。

ただ、在宅介護のこうした問題がニュースとして報じられることは多くありません。実際には、介護施設の職員による虐待のほうが、「珍しいので」ニュースになるのです。そしてこうしたニュースを見て、「家族による在宅介護が理想。親を施設に入れるなんて人でなし」とした、日本人に昔からしみついた刷り込みが強化されるのです。

現実には、在宅介護に比べてみると、プロフェッショナルである介護施設のほうが圧倒的に質の高い介護をしています。今、高齢者の介護にあたっている世代は、おもに、50代か60代世代です。インターネットを通じて、大量の介護サービスの情報を収集できるはずなのに、いまだに「在宅介護が理想」と信じている。

刷り込みの根深さ、厄介さが、よく表れている問題です。

「お金の価値」も、刷り込みで成り立っている

極端なことを言えば、今の経済社会の中心をになっている「お金」の価値でさえも、刷り込みで成り立っています。

貨幣は、人と人とが価値があると「信じる」ことで成立しているのです。もし現代に原始人がやってきたら、数字を刷った紙と交換するだけで何でも手に入るなんて、とても信じてはもらえないでしょう。

しかし私たちは、通帳に記載されている数字を見るだけで「自分にはお金がある」と信じられます。全財産を直接、札束で見る機会がなくとも、通帳に並んだ数字を、リアルなお金に替えられるものと信じています。「小森のおばちゃま」の愛称で親しまれた映画評論家の小森和子さんは、「振り込み」を信用せず、テレビ出演のギャラも現金でないと受け取らなかったそうです。小森のおばちゃまは、通帳に並んだ数字を信用していなかった

のですね。

お金への信用が崩れると、大きな問題が起こります。たとえば、１９２７年、衆議院予算委員会で大蔵大臣・片岡直温《なおはる》が「東京渡辺銀行がとうとう破綻を致しました」と間違った情報を発言したため、全国各地で「銀行が危ない」という噂が広がり、取り付け騒ぎが起こり、このことが引き金となり金融恐慌が発生します。このように、信用が少しでも揺らげば、お金の価値などは大きく変わってしまうのです。

このように、さまざまな刷り込み、思い込みを信じることで動いているのが、私たちが暮らしている社会というものです。こうした刷り込みをいちいち疑っていたら、現代人として暮らしていくことは難しい。刷り込みの世界で生きるのは、ラクなことでもあるのです。

しかし「お金への信用」のように、刷り込みというものは、社会のなかで共有された「一種の幻想」であることも忘れてはならないでしょう。

苦しくても、まじめにルールに従い続ける日本人

繰り返しになりますが、通常の日常生活では、刷り込みを疑わずにいても、そうそう困ることはないでしょう。

しかし、生きていれば刷り込み通りにはいかない現実に、しばしば直面させられます。

たとえば、「男性というものは、会社員として一生懸命働いて、妻子を養っていくべきだ」という思い込みが強すぎる人が、ひとたびリストラにあうと「自分は人生の落伍者だ、生きていく資格がない」と一気に悲観し、うつ病になってしまう。こんなとき、「こんな生き方もある、あんな生き方もある」と頭を切り替えられたら、また前向きに生きられるのですが、「こうあるべき」思考が強いと、立ち直れなくなってしまいます。

この男性は、自分が抱えている刷り込みをまず疑い、別の生き方もあるということを模索するべきなのですが、疑うことを学んでいない日本人は、これが苦手です。

こういう思考をするタイプだと、リストラを恐れるあまり、ブラック企業でどんなきつ

い労働条件でも、黙って耐えたりするのです。「なんかおかしいぞ?」と思っても、「こうあるべき」の思考が勝って、ストレスフルな環境でも頑張り続けようとする。

「こうあるべき」の刷り込みを疑う姿勢がないと、守らなければならないルールや習慣は、どんどん増えていくばかりです。

「コレステロール値が高いとよくない」と刷り込まれると、体調に全く問題なくても、「コレステロールを下げないとまずい」と、食事のたびに心配するようになります。「メタボは健康に悪い」と言われると、太ってもいないのに節制しないではいられなくなります。「高齢ドライバーは危険だ」と思うと、のんびり安全運転の高齢者まで許せなくなります。

こうして、私たちの生活はがんじがらめになり、ストレスだらけになるのです。

それでは、なぜ日本人は、「こうあるべき」という刷り込みを疑う習慣を持たないのでしょうか?

それは冒頭でもお話ししたように、高等教育で、「刷り込みを疑う」教育をされずに、大学教授ですら「私の言うことを信じろ」という態度だからだと、私は考えています。

「こうあるべき」を取り去れば、ストレスフリーに

私が強く言いたいのは、日本人は「こうあるべき」を疑うトレーニングをしましょう、ということです。このようなトレーニングを受けていないからです。

私たちを取り囲む情報社会は、新しい思考フレームを次々に刷り込もうとしてきます。

たとえば、コロナ以前のことを、思い出してみてください。

夏場にマスクをつけたら、「オタクみたい」だとか「芸能人ぶっている」だとか、変人扱いをされかねませんでしたか？　上司への報告でマスクをしていたら「失礼だ」と叱られませんでしたか？　お店でレジを打つ店員がマスクをしていたら、それにキレたお客さんのことがニュースになっていましたよね？

それが今では、マスクなしで人前に出ようものなら〝マスク警察〟の人たちに「どういうつもりだ」と詰め寄られてしまいます。

かように、時代の価値観、思考フレームなどは、すぐに移り変わるものなのです。「こ

うあるべき」も、時代によって移り変わるもの。だから1つの「こうあるべき」を絶対視なんてできません。

だからやはり、何事もまず、疑ったほうがいいのです。

疑い続けることは、世界を前進させる力そのもの。

人類が進化する力そのものだといっていいぐらいです。

医療の世界も、疑う力によって前進してきました。

かつては常識とされた「コレステロールは体に悪い」「メタボは寿命を縮める」という説にも、ようやく疑義が唱えられるようになってきました。「じゃあ、好きなものも食べずに頑張って、コレステロールを下げていた努力は全部ムダだったのか」と怒り出す人もいるかもしれません。気の毒とは思います。

しかし科学に絶対はないのです。研究が進むほどに新しい学説が出てきますし、実験してみたら、かつての正解がひっくり返ることもある。これが科学の健全なありかたです。

だからこそ学者は研究を続け、かつての定説が崩れることも厭《いと》いません。むしろ、新しい答えを発見した人こそが評価されます。

ノーベル賞もその多くが、「これまでの定説を疑った人」に与えられる賞なのです。

逆に「あの人が言っていることは絶対に正しい。だから疑ってはいけない」とするのは、科学ではなく、もはや宗教ではないでしょうか。

残念ながら、日本の医学界は〝宗教〟だと私は思っています。1つの学説が10年後、20年後にも通じると思っている教授たちが、たくさんいるからです。


経済学だって、一種の宗教だと思っています。私は以前から「相続税を100%にしたら、老人が死ぬ前にお金を使うようになって、景気がよくなる」という仮説を主張しています。すると経済学者に「お前は世界で主流の経済理論も知らないのか」「世界各国はむしろ相続税を下げている」と批判されるのですが、その理論が正しいのなら、なぜ日本の不況は30年も続いているのでしょう。

私は精神科医ですし、私の考えた経済政策が正しいと言うつもりは毛頭ありません。うまくいかないなら、あれこれ試してみるのが科学だと思っているだけです。

「思考グセ」を捨ててみると、新しい人生が開ける！

かといって今言った「相続税を１００％」を、かたくなに主張したいわけではありません。自説だって、疑ってしかるべきです。ただ、試してみないことにはそれがうまくいくのか、予想通りにいかないのか、わからないことだけは確かです。

私が考案した「和田式受験勉強法」では、「数学は解けるまで時間をかけて考えるより、解答パターンを暗記してしまえ」と提案しています。これは勉強法としては、異端です。「子どもの思考力を育てよう」という教育界の時流に反するからです。そのため「暗記では、思考力が育たない」とボロクソに批判されるのですが、和田式受験勉強法では、「あるやり方で成績が上がらなければ、別の勉強法を試してみる」「自分に合った勉強法をオーダーメイドのように探す」ということを、一貫して説いています。うまくいかないのに１つの勉強法に固執するなんて、科学的ではないからです。

勉強法に、正しいも間違っているもありません。和田式受験勉強法が向かない子どももいるでしょう。そうやってあれこれ試してみて、パフォーマンスが一番いいのが、いい勉強法です。つまりその人にとって、一番合っている勉強法ということです。ほかの人がうまくいっているのに自分は成績が上がらないからといって、劣等感を持ってしまう必要はありません。それは「自分に合ったやり方ではない」というだけ。

こんな風に、自分の「こうあるべき」を疑い、別のやり方を試せる人だったら、勉強に限らず何に挑戦するときにも、「自分にとってベストな方法」を見つけられるはずです。

また、1つのやり方がダメだったら、「じゃあ、別のやり方を試してみよう」と頭を切り替える。ビジネスで成功している人は、これを徹底しています。日本マクドナルドの創業者である藤田田《でん》氏も、若い起業家に向けて「財産の3分の1ずつ使って、少しずつ改善しながら3回商売にチャレンジしてみろ」というアドバイスを残しました。

「こうあるべき」の刷り込みを捨てる。

うまくいかなければ、あれこれ試す。

こうした、科学では当たり前の、トライアル&エラーの態度に切り替えるだけで、日本人のストレスは格段に軽減されると思います。

第2章

脳の判断をゆがめている原因は何か？

「不合理なスキーマ」が、人の判断をゆがめてしまう

第1章では、とくに日本人によく見られる、さまざまな刷り込み、思い込みを取り上げました。ここからは、心理学の知見も加えて論じていきます。

今まで紹介してきたような刷り込み、思い込みのことを、心理学ではまとめて「スキーマ」と呼びます。スキーマとは、簡単にいうと、「物事の認知をするときのパターン」です。

たとえば、

「足が6本の生物は、昆虫だ」

「背もたれがついているから、これは椅子だ」

と瞬時に判断できるのは、スキーマの働きです。

第1章で触れた「1＋1は2」もスキーマですし、「赤信号は『止まれ』」も、やはりスキーマです。人間が物事を判断するとき、スキーマに合わせた考え方をします。

スキーマは基本的に便利なものです。スキーマがあるからこそ、目の前に「椅子」という物体が現れた時、「これは座るもの？　それとも物を置く台のようなもの？」などといちいち悩まずに、瞬時に「これは椅子だ」と判断できます。つまり、思考のショートカットができるのです。

しかし問題は、「スキーマのせいで、人間の判断がゆがめられることもある」ということです。

「血液型スキーマ」は、その典型です。

血液型で性格を決めつけるスキーマがあると、「A型の人はまじめだ」と考える。しかし血液型スキーマにとらわれると、仮に、だらしないA型の人が約束に遅刻してきても、「まじめなA型のはずなのにおかしい」と考える。そして、「この人は、ごく少ない、例外的なA型の人なのかもしれない」「わたしの時間の伝え方が悪かったのかもしれない」などと勝手な解釈をして、「A型の人はまじめだ」というスキーマそのものは捨てようとしません。そもそも「A型の人はまじめだ」というスキーマに問題があるのに、自分の信じるスキーマに一致しない情報は、目に入らなくなってしまうのです。

また「東大出身者は性格が悪い」というスキーマを持っていたら、どうでしょう。そういう人は、東大出身者を見ると、はじめから「性格が悪いに違いない」と決めつけてかかります。

たしかに性格の悪い東大出身者もいることはいます。しかし当然ながら「性格のいい東大出身者」もいるわけで、根拠もなく「東大生は性格が悪い」と決めつけられるのはどうかと思います。また厄介なことに、「東大出身者は性格が悪い」というスキーマを持っている人は、「性格のいい東大出身者」に出会っても「東大出にしては珍しくいいヤツだ」と例外扱い。「東大出は性格が悪い」というスキーマは変えないわけです。

こういった「不合理なスキーマ」が多い人、つまり偏った思い込みの多い人ほど、ストレスを作りやすいのです。

「ストレス」と「ストレッサー」の違いとは？

ここで、ストレスがなぜ生まれるのか、について、あらためて考えてみましょう。

たとえば、こんな悩み、多くの人が抱えているのではないでしょうか？

「あのパワハラ上司、そばにいるだけでストレスで…」

しかし、この言い方は、ストレスというものに対する誤解がひそんでいます。

ここでストレスと呼ばれているのは本来、「ストレッサー」と言われるものです。ストレッサーとは、「人にストレスを与える刺激」のこと。たとえばパワハラ上司、失恋や失業など、ストレスの原因にあたる物事や人物が、ストレッサーです。

一方、「ストレス」は、ストレッサーによって生じた、心や身体の反応のことをいいます。

ここで大切なのは、「同じストレッサーでも、強いストレスを感じる人もいれば、まるで感じない人もいる」ということです。ストレスは、その人の感じ方、すなわちストレッサーの解釈の仕方によって大きく左右されます。

これは、ストレスを考える上で非常に重要なポイントです。たとえば、「最近仕事ができるようになったね」と上司に声をかけられて、素直に喜ぶ人と、「じゃあ以前は仕事ができなかったのか…」と落ち込む人がいます。「女性の話は長い」と言われて傷つく女性もいれば、「女性のほうがものをよく考えているんだから、話が長くなるのは当然でしょ」と余裕しゃくしゃくの人もいます。

ここでいう「ストレッサーの解釈の仕方」こそ、これまで挙げてきた刷り込み、思い込みであり、それを必要以上にストレスにしてしまうのが「不合理なスキーマ」にあたるものです。

ストレスの発生の9割は、その人がどんな刷り込み、思い込みを持っているかで決まる。他人の目にはほんの小さなストレッサーでも、当人の解釈しだいで、うつ病を引き起こすほどのストレスが生じることもあるのですから。

もちろん、個人それぞれの「解釈の仕方」とは無関係に、どんな人にも大きなストレスを与えるストレッサーもあります。

例えば、「トラウマ」と呼ばれるものは、耐え難いストレスを与える強烈なストレッサーが原因で生じます。戦争体験や虐待はその最たる例ですが、職場で長時間労働を強いられ、睡眠時間もロクにとれない、といった身近なものもあります。こうしたストレッサーは、脳に直接的なダメージを与えてしまいます。さらには、配偶者や親族や友人の死、失業やリストラ、離婚、自分自身や家族の病気などは、耐えがたいストレッサーとなるでしょう。

しかし、「上司に仕事のミスを注意された」とか「奥さんと口論になった」とか、誰もが経験するようなことでも強いストレスを感じているのだとしたら、それは自分のスキーマに、原因の一つがあると考えるべきでしょう。

「人を生かす」ストレスと、「人を潰す」ストレス

もう一つ、ストレスというものに対する誤解をあげておくと、ストレスが100％悪者とは限らないということです。

そもそもストレスは、人間の心に対する負荷のことです。

この負荷が一定水準を超えると、人間のパフォーマンスは落ちてしまいます。ここまでは実感できる人が大半でしょう。自分の能力をはるかに上回る仕事ばかりを与えられると

「できるはずがない…」とやる気を失ったり、頑張りすぎて体調を崩したりします。ストレスは悪、そう思いたくなります。

しかし、一方では「来週はテストがある」という軽い緊張感があるからこそ、勉強のやる気がでるのも、また事実です。その場合、ストレスは、人を成長させる「良いもの」であるとは考えられないでしょうか。

負荷が一定水準を超えるまでは人間のパフォーマンスが向上するが、負荷が一定水準を超えると今度はパフォーマンスが落ちてしまう。もっとわかりやすく言い換えると、度を超えたストレスは「悪玉ストレス」と言えるし、人のパフォーマンスを妨げるものになる。しかし、ある程度のストレスは「善玉ストレス」になり、人の成長を促してくれるのです。「ストレス＝すべて悪である」というのも、不合理なスキーマの1つと言えるでしょう。

ストレス耐性とは「ストレスから上手に逃げる力」

本来、ストレス反応というシステムは、人類が野生動物に襲われそうな危機が迫ったときに、交感神経の興奮を促し、「敵と戦うか」あるいは「敵から逃げるか」の非常事態モードになるために作動すると言われています。つまり、ストレスは私たちに危険を知らせてくれる警告の意味があるのです。

そういう意味では、「ストレス反応＝悪」どころか、我々を身の安全を守るための、大切なシステムとも言えるのです。

現代の日本では野生動物に突然襲われるようなことはほぼありませんが、そのかわりに「パワハラ上司」や「わがままな取引先」や「クレーム客」という〝敵〟が現れました。あるいは、「仕事が納期に間に合わない」とか「満員電車ですし詰め状態」とか「社内での出世競争」とか、非常事態モードにならざるを得ない状況があちこちにあります。危険を知らせてくれる警告が、鳴りっぱなしなのです。

本来は、「危険から身を守るため」のシステムであるストレス反応も、適量を超えて交感神経が働きすぎると、胃潰瘍になったり、血圧が高くなったり、うつ病になったりと、その人にダメージを与えます。

わたしが精神科医として、大前提としてお伝えしたいのは、「ストレスは我慢しない」ということです。

ストレス耐性という言葉がありますが、これは文字通りに「ストレスを我慢する力」ととらえてはいけません。ストレス耐性は、「ストレスから上手に逃げる力」だと、わたしは考えています。

根性論が好きな国民性というべきなのか、日本人はストレスが大きいときに「逃げる」という選択肢を取りたがりません。ブラック企業で働き続けるのも、いじめられっ子がそれでも学校に通い続けるのも、「逃げ場なんてない」「逃げるのは恥ずかしい」と思い込んでいるためです。しかし、そんなときは休んでいい、会社や学校をやめていい、精神科にかかってもいい、カウンセラーに相談するのもいいと、「こうあるべき」から逃げる先が用意されていれば、かなりの部分、ストレスは回避できます。

「我慢すべき」という不合理なスキーマを捨てて、「つらいときは逃げてもいい」という新たなスキーマに置き換えてみる。行動しなくとも、そんな風にスキーマを書き換えるだけで、だいぶ、気持ちもラクになるでしょう。

「生産性を上げるのが何より大事」という勘違い

スキーマによる「とらわれ」をなくすことで、考え方が自由になり、生きるのがラクになる。

逆に言うと、スキーマにとらわれていると、自由な発想の邪魔をすることもあります。たとえば「椅子は座るもの」というスキーマに縛られていると、「椅子を机の代わりに使ってみよう」というような斬新なアイデアはなかなか生まれません。

さらにいうと、頭がいいとされる人、エリートほど、スキーマに縛られがちです。これは考えてみれば当然で、高学歴であるほど多くの知識を刷り込まれていますし、過去の成功体験から「うまくいかせたいなら、こうすべき」というパターンも多く身につけています。もちろんそれは立派なことなのですが、反面、豊富な知識や成功体験にとらわれるかたちで前例主義に陥り、柔軟な対応ができなくなるきらいがないでしょうか。

例えば、政治家や官僚、大企業らが信じている「生産性神話」は、長らく日本を苦しめているスキーマの1つのように思えてなりません。

戦後の日本人は一貫して「生産性を上げれば幸せになれる」と信じてきました。その一方で消費を軽視してきたのが日本人です。「贅沢は敵」で節制をよしとし、「働くもの食うべからず」で勤労を尊びました。日本政府もそうです。業務の効率化による生産性の向上こそ日本経済を成長させる、という発想から、経済政策を打ち出しています。高齢者の雇用促進、あるいは女性の社会進出促進も、生産性向上の一環だと言えます。

しかし、これは明らかに時代遅れの考えかたです。

バブル崩壊後、日本は30年不況と呼ばれる時代に入りました。この不況が「消費不況」であり、不況の原因はモノの不足ではなく過剰な生産にあると看破したのは、日本でセブン-イレブンを立ち上げた鈴木敏文《としふみ》さんでした。

たしかに、戦後日本においては生産性向上が急務でした。モノを作れば売れた時代でもあり、生産性が高い会社ほど成長した。生産性神話の誕生です。ところが、1990年代に入ると、史上初めて生産が消費を上回りました。これ以上生産量を上げても消費が追いつかない。豊作貧乏になるだけなのは明らかです。

それなのに、日本政府も、企業経営者も、なお生産性を上げようと血道をあげています。その上、コストカットのために従業員の給料までおさえる。これではますます消費が縮小し、豊作貧乏はひどくなるばかりです。

日本に今必要なのは、生産よりも、消費です。消費を増やすためには、従業員の給料を上げたほうがいい。もし私が経団連の会長なら「全員の給料を倍にしろ、それでマーケットが倍になるから」と呼びかけることでしょう。

国民も、生産性第一の思い込みを、一度リセットするべきです。

そういえば「アリとキリギリス」の寓話がよく教育現場で使われたのは、生産性神話を刷り込むためのお話だったのかもしれません。アリのようによく働き財産を蓄えておかないと、キリギリスのように餓死するよ。遊んでばかりはいけないよと子どもたちを脅します。

しかし、このスキーマが通用したのは生産性が低くモノがない時代のこと。今のように消費不況の時代では、積極的に遊び、消費をするキリギリスこそ善なのかもしれません。

逆に、生産ばかりのアリは、消費不況の元凶と非難されてもおかしくない。少なくとも冬になっても食べ物が余っているので、キリギリスも餓死はしません。

モノ余りの時代にあっては消費こそ伸ばさないといけない。となると、年金生活者を社会のお荷物扱いする風潮が、どれほど無礼で見当はずれであるのかわかるはずです。生産せずに消費をしてくれる人は、むしろ経済を成長させてくれる神様のような存在だからです。

最後に「働かざる者、食うべからず」の意味を日本人が誤解していることもつけ加えておきます。この言葉はレーニンが広めたことで有名ですが、レーニンの意図するところは、労働者から搾取して不労所得でラクな生活を享受する資産家たちを戒めるために言ったものので、ひいては資本主義体制を批判するためにこう言ったのです。やむをえない理由で働けない人や、自分の意志で働かない人を、追い込むような意味で言ったのではありません。

エリート官僚が「バカになるとき」の思考回路

スキーマによる苦しみから逃れるためにもっとも大切なのは、まずは「自分がどんなスキーマを持っているのか」、意識的になることです。

「自分はこんな決めつけをしているけど、そうとは限らないぞ。ほかの可能性も考えてみよう」

こんな風に「自分の思考グセに気づく習慣」がないと、どんなに賢い人でも、ときに信じがたいほど「バカ」な振る舞いをしてしまいます。

私は、「プレジデントオンライン」という情報サイトで、「和田秀樹のバカ人類学」という連載記事をもっています。この連載では、高学歴の官僚や大企業経営者といった、世間的には「賢い」といわれる人であっても、バカになることがある、ということをテーマにしています。

賢い人と言われる人が、どうしてそんなバカなことをするのか。ここにもやはり、スキーマの問題があります。

安倍政権下での財務省公文書改ざん事件においては、エリートである官僚が、あってはならない公文書の改ざんをしました。インターネットの時代にそんなことをしたら、汚名が一生残るとわかりそうなものなのに、なぜそんな悪事を働いたのでしょう。

それは「東大を出て官僚になり、課長になり局長になり、次官になることが人生の成功であり、それ以外は認めない」という、官僚の世界にまん延するスキーマのためではないでしょうか。それ以外の生きる道を想像することができず、上から命令されるままに、悪事にいたった。その前に、そういった自分のなかの「出世第一主義」のスキーマを自覚し、「こんなことしたら一生汚名が残るし、もしバレて免職になったら再就職も難しいかもしれない」と思えていたら、あんな事件にはならなかったはずです。

スキーマの通りに生きる道しか知らず、その道から外れたら人生の落伍者《らくご》だと固く信じているから、融通が利きません。そのせいで、頭がいいはずのエリートが、バカなことをするはめになるのです。

ちなみに、精神科にやってくる人も、そういったスキーマに縛られた人たちが多いです。世間のイメージでは、精神科の患者というと、「ちょっと変わった人たち」ではないでしょうか。

しかし現実にはその逆。変人どころか、とても生まじめな人が多いのです。「こうあるべき」というスキーマがとても強力で、まじめで、まわりの目を気にして、自分で自分を責めてしまうような人が、心を病んでやってきます。

逆に、コロナのご時世にマスクをし忘れても平気でいられるような人は、「こうあるべし」思考からも自由で、ストレスとも無縁でしょう。

専門家の言う通りに1日中マスクをし、1日何十回もアルコール消毒をして手を真っ赤にしている生まじめな人のほうが、よほど、心の病にかかりやすいのです。

「ファジーな発想力」こそ、これから求められる力

スキーマは、時代によってコロコロ変わるものでもあります。また1つのスキーマにとらわれて前例から抜け出せないでいたら、個人も社会も発展は望めません。

「欲しがりません、勝つまでは」「ぜいたくは敵だ」のような「消費は悪」とする日本人

のスキーマは、ルーツをたどると昭和10年頃に形成されました。いまだ戦前・戦中のスキーマに縛られ続けていて、いいわけがありません。大正時代にはむしろ、贅沢に憧れたものです。

時代の変化とともに、移り変わるスキーマの例を挙げ始めると、いくらでもでてきます。例えば、江戸時代までの日本は、性的に奔放な国だったことで知られています。性を恥ずかしいものとして扱い始めたのは明治以降のこと。それ以降は、処女性をありがたがるような文化に変わっていきます。

すべてのスキーマが悪だとは言いませんが、本来もっと自由にストレスなく生きられる私たちが、わざわざスキーマに縛られるのはもったいないと思うのです。

また、旧態依然としたスキーマにいつまでも縛られていると、「時代遅れ」との批判にもさらされてしまいます。

「男尊女卑」のようなスキーマを持っている人がいまだにいます。女性の社会に進出が進む現代には、明らかにふさわしくないスキーマです。「女性の話は長い」と発言した森喜朗元首相のように、即刻、社会的地位を失いかねません。

スキーマはいわば、情報処理の「型」です。型があるから、あれこれと迷わず、すばやく答えが出せるというのがスキーマの利点ですが、その「型」が硬直化し、ほかの答えが出せなくなると、時代の変化にもついていけないのです。

では私たちはスキーマとどう付き合っていけばいいのでしょう。

そこで思い出されるのが「ファジーコンピュータ」です。0か1かしか扱えなかったそれまでのコンピュータとは違い、0か1かでは割り切れない、数値化しにくい曖昧な表現を扱うことのできるコンピュータとして、登場したころは大きな話題となりました。

人間もファジーコンピュータのように、答えを白か黒か決めつけず、あれもある、これもあるというふうに「ファジーな答えも出せる」というのが理想です。ＩＴの時代からＡＩの時代に移り変わり、それはますます必要になってくる考え方だと私は思います。

ＩＴの時代からＡＩの時代の何が違うのか。

ＩＴの時代は、人間がＩＴに合わせる必要がありました。つまり人間がＩＴの使い方を学ばないといけない。ＡＩの時代はその逆です。ＡＩのほうが人間に合わせてくれるのです。人間がうまくオペレーティングできなくても、AIが人間のニーズをくみ取り、レコメンドしてくれます。

そんな時代の、人間の役割は「AIにさまざまな命令ができること」ではないでしょうか。さまざまな命令をするには、発想が柔軟で、いろんな可能性を想像できる力が必要です。つまり、ひとつのスキーマにとらわれない、ファジーな考え方です。

AIロボットのドラえもんではなく、スキーマに縛られない要求ばかりしてドラえもんを困らせる、のび太くんのような発想力が大事になってくる、ということです。

「脳の錯覚」を修正しないと、人生で失敗する

ずいぶん「スキーマこそ悪人」のような話をしてきましたが、わざわざ自ら、間違ったスキーマを身につけようとする人はいません。

スキーマには、「これがあるからうまく生きられる」という側面があります。生きていくために必要だから、身につけようとするわけです。おもには、学校教育やメディアを通じて見聞きした情報、実体験などをもとにスキーマはつくられていきます。

例えば、あるセールスパーソンがたくさんのお客を相手にするうちに、「セールストークに好意的な反応をする客は商品を買ってくれる」という経験則を得たとします。これもスキーマです。このスキーマを使うことにより、この人は一定の成果を挙げられるかもしれませんが、スキーマに縛られ、「好意的な反応をする客」ばかりを追いかけると、「好意的な反応をしない客」を取り逃がすことにもなります。ですがこのセールスパーソンは、かたくなに「好意的な反応をする客」にこだわり、売り上げが伸び悩んでしまう、というようなことが起こります。

第３章からくわしく説明しますが、このように、自分が損をしてしまうかもしれないのについそう考えてしまう、そんな間違った思考グセを、「認知バイアス」といいます。

本人にとっては、その思考グセは「生きのびるために必要だったスキーマ」ではあるのですが、おかれた状況によっては、そのせいで自分が損をする行動になったり、ストレスをためやすくなったりするのです。

また、うつ病になりやすい人の思考パターンとして、二分割思考（白黒わけたがる思考）、完璧主義、べき思考（～ねばならないという考え）というのが挙げられます。

本人はそれが正しいと信じており、これもまた「生きのびるために必要だったスキーマ」ではあるのですが、逆にこういう思考パターンが、本人を苦しめるのです。

このような思考を、「不適応思考」と言います。

不適応思考の人は、ネガティブな思考に陥りやすいのです。これが自動的に起こる場合、「自動思考」といいます。自分の勝手な思い込みによって、次々に悪い想念が自動的に湧いてくるような状態のことです。

たとえば「部長が、すぐに来てほしいと呼んでるよ」と声をかけられると、即座に「リストラされるに違いない」という考えに取りつかれます。部長は、業務上の報告を急ぎ求めているだけかもしれないし、昇進の通達かもしれない。しかし自動思考が働き始めるとネガティブなほうへ考えが次々と浮かんできます。「そういえば部長は最近冷たかった」「あのときも部長に無視された」といった記憶が想起され、「リストラに違いない」と思い込むのです。

繰り返しになりますが、こうした偏った思考パターン、すなわち「脳の錯覚」を、自分自身でときどき修正していくことが大切です。

あなたが会社員なら「何があっても仕事なんだから我慢すべき」というスキーマを捨てて、「つらいときは逃げたっていい」というスキーマを採用してみる。それが、認知のバイアス（＝偏り）を正す、ということです。

次の章からは、よく人間が陥りがちな「認知バイアス」について、見ていきましょう。

第3章

人が陥りやすい「偏った考え方」の傾向を知っておく

「宝くじ、毎年買えばいつか当たる」も、脳の錯覚

「毎年宝くじを買えば、いつかは一等が当たるだろう」
「サイコロを6回ふって、まだ1が出ない。そろそろ1が出てもいいはずだ」

こんな風に考えたことはないでしょうか。

一見、納得できる考え方です。しかしよく考えてみると、これにはなんの合理性もないことに、気がつくはずです。

確率論でいえば、1000万分の1の確率で1等が当たる宝くじを、毎年何度買ったって、当選確率は1000万分の1のままです。同じように、サイコロを何度ふろうと、1が出る確率は6分の1のままです。

それなのに、「今年こそは当たりが出るはず」と期待して、都合のよい風に考えてしまうのが、人間なのです。日常生活を送っていると、ある種の期待感から、迷信みたいな不合理なことでも、「うっかり」信じてしまいます。

宝くじやサイコロの例は、心理学の世界では「意思決定における不合理さ」と呼ばれています。

確率論では不合理でも、感情が働いて当たり前のように信じてしまう。人間の考えることは、そもそも土台からして危ういものであり、ときに不合理な判断をする。

心理学の世界には、そんな意外な事実を示した研究がいくつもあります。

なかでも代表的なものが、ジョセフ・スティグリッツ、ダニエル・カーネマンによる研究です。カーネマンらの研究は「行動経済学」と呼ばれますが、心理学を経済学に応用したものです。

研究によってわかったのは、「人間は往々にして、合理的に行動しない」ということです。

もともと経済学という学問の世界では、「経済は合理的に動くものだ」と考えられました。古典的な経済学も、ケインズ経済学も、マルクス経済学も、その点では同じです。ところが、現実の経済は、その理論の通りには動いていません。

それもそのはず、これらの経済理論は次の2つの前提条件のもとで成立していました。

1つは、「人々は完全な情報を持っている」。これは売り手だろうと買い手だろうと完全な情報を持った上で、売買の判断をしている、ということ。

2つめは「人々は合理的に判断する」。たとえば安ければ買い、高ければ買わないということです。

スティグリッツとカーネマンは、この前提に疑問を投げかけたのです。

スティグリッツは、「人々が完全な情報を持っていない」ときの経済行動を研究しました。例として挙げたのが「レモン問題」です。レモンとは中古車のこと。中古車は値段を下げれば下げるほど売れるかと思いきや、値段を下げすぎると、「完全な情報」を持たない買い手は「これは欠陥車ではないか」と疑うため、逆に売れなくなるのです。

売り手は完全な情報を持っているが、買い手は完全な情報を持っていない。このように情報が非対称であると、消費行動は合理的でなくなるのです。

カーネマンは「人々が合理的に判断するというのは嘘だ」と主張しました。

カーネマンが提唱したプロスペクト理論は「人間は得よりも損に大きく反応する生き物だ」というものです。

例えば、１００億円持っている人と、10万円持っている人が、どちらも１万円を失ったとします。１００億円持っている人にとっては１万円など、さしたる損ではないように思えますが、10万円の人が１万円を失ったときのショックと、ほとんどかわりないことがわかったのです。それは、「まだ残り99億９９９９万円ある」という富の絶対量よりも、「１万円を失った」という損失のほうに、感情的に反応してしまうからだそうです。

このような心の動きを、合理性を欠いている、とカーネマンは言うのです。

カーネマンが言うように、合理的ではない偏った判断のことを、心理学用語では「認知バイアス」と呼びます。

間違った判断をしてしまう「認知バイアス」の怖さ

ここからは、「認知バイアス」について、いくつか例を挙げて、説明していきます。

【損失回避の法則】「本日限り50％オフ！　まもなくポイントが失効します」

次の2つのうち、どちらのほうが、あなたの感情が強く揺さぶられますか？

A：10万円の商品を1万円値引きしてもらって買った
B：10万円で買った商品を別の店で見たら9万円で売っていた

Aはつまり「1万円得した」ケース、Bは「1万円損した」ケースです。もちろん、1万円得すれば嬉しい気持ちになります。しかし現実には、「1万円損した」ときのショックは、それを上回りはしないでしょうか。

実験によると、損と得とではその心理的なインパクトには2・25倍の差があることがわかっています。1万円を損した不快感は、2万2500円を得したときの喜びと、ようやく釣り合うというイメージです。

以上は、カーネマンがいう「人間は得よりも損に強く反応する」ことの一例です。これを「損失回避の法則」といいます。損失回避は、現状維持にもつながりやすいため「現状維持バイアス」と言われることもあります。

損失回避の法則は、人間の判断や行動に大きな影響を及ぼします。

例えば、「得をしたい」という気持ちを「損したくない」気持ちが上回ると、新しいものに切り替えられなくなります。いつも行きつけの飲食店で、毎回同じメニューを頼んでしまうのも、損失回避の働きです。知らない店で初めての料理を食べ、「やめておけばよかった。損をした」とあとで後悔するぐらいなら、いつもの店で、いつものメニューを食べたほうが安心だ、というわけです。「本日限り50％オフ！　まもなくポイントが失効します」と言われると、いま買わなきゃなんだか損する気がするのも、損失回避の働きです。

「損をしたくない」という気持ちは人間の自然な心理であり、避けようがありません。問題は「損をしたくない」気持ちが強すぎると、極端に現状維持を好むようになること。何かを変えよう、進歩させようとする前向きな行動が生まれにくくなります。

選挙で現職に票が集まるのも、損失を回避する意味があります。現職が当選すれば、「世の中がそれ以上よくなることもないかわりに、それ以上悪くなることもない」からです。

そのため一般的に、現職に多く票が集まるのは、景気がいい時か、少なくとも景気が悪くない時です。逆に、経済格差に苦しむ人が増えたりすると、「現政権には任せていられない、トランプに投票しよう」といった、改革の機運が高まります。リスクをとっても、現状を変えたいという気持ちが強くなるからです。

損失回避の法則をもとに、面白い経済政策を考えることもできます。

一般的には、「減税すると国民が使えるお金が増えるから、景気がよくなる」と信じられています。

しかし人間は、使えるお金が増えても物を買わないことがあることを、節約家の私たち日本人はよく知っています。コロナウイルスの感染拡大を受けて現金10万円が一律給付されましたが、多くの日本人は消費に使ったりせず、貯金にまわしていました。「将来が不安だから、今は貯めておこう」という判断ですから、これはこれで合理的です。

そこで私は考えました。カーネマンがいう通り、「人間は得よりも損に強く反応する」というなら、消費拡大のためには、「お金を使わなければ損だ」という心理を刺激するといいのではないか、と。

具体的には、減税して国民の可処分所得を増やすのではなく、むしろ所得税を上げて、そのぶん経費をもっと認めるのです。経費が認められた上に、所得税が上がるとなれば、「使わなければ損だ」という心理になります。

かつて景気が良かったころの日本企業は、法人税が高いかわりに大幅に経費を認めてもらっていました。この場合、どんどん経費を使って、営業利益を少なくしていかなければ損だ、という心理が働きます。また、「どうせ税金で持っていかれるぐらいなら、従業員の給料を上げよう」と企業は考えました。こうしてお金が社会を循環し、景気を支えていたのです。

会社員個人に対しても、副業のための経費を広く認めるようになれば、「税金でとられるぐらいなら、経費として使ってしまおう」と考える人が増えて、かなりの消費の底上げが期待できるのではないでしょうか。

レジ袋の有料化も、損失回避の法則のよい例です。「レジ袋を断ると、２円、値引きされる（得をする）」としていた頃はレジ袋をもらう人が減らなかったのに、「レジ袋を下さいと言ったら、２円取られる（損をする）」ようにしたら、レジ袋をもらわない人が激増しました。やはり、得よりも損に強く反応したのです。

こうした人間の心理からすると、消費税率を上げることは、「お金を使わなければ損だ」ではなく「お金を使えば使うほど損だ」ということになり、消費が停滞し、景気に悪影響を与えてしまいます。

世界の趨勢《すうせい》は消費税を上げる方向ですが、これではますます損失回避の法則が働き、消費は落ち込んでいくことでしょう。

【コンコルド効果】「損は出たが、これまで投資してきたし今さらやめられない」

「コンコルド効果」も、損失回避の法則に、よく似ています。

簡単にいうと、「損をしているのは自分でもわかっているけど、今さらやめられない」のがコンコルド効果です。

コンコルドは、イギリスとフランスが共同開発した「夢の超音速旅客機」です。1962年に両国間で協定書が締結され開発が始まると、69年に原型機の初飛行に成功します。しかし早い段階で、採算が合わないことがわかりました。運航が始まっても、赤字は確実。

合理的に考えれば、そこで開発中止の判断を下すのが妥当でしょう。そうすれば、損失はそれまでの投資分だけで済むからです。ところが、コンコルドはそのまま開発が進んでいき、76年に定期的な運航を開始。採算の問題は解決されず、赤字は積み上がるばかりでした。結局コンコルドは、２００３年の運航を最後に、姿を消しています。

なぜコンコルドは、開発段階でストップがかからなかったのでしょうか。赤字になるとわかっていてどうしてバカなことを、と首をひねる人も多いかもしれませんが、ここにも人間の自然な心理が働いています。

「こんなにお金と時間をかけて開発してきたんだ。ここでやめてしまったら全部が損失になる。もう少し頑張って続けてみよう」

そう思ったから、やめられなかったのです。

ここで人間の認知を歪めているのは、過去に費やしたコスト、「サンクコスト（埋没費用）」です。サンクコストは、さまざまなところで、人間の判断や行動に影響を与えています。

わかりやすい例は、投資やギャンブルで負けが込む人の心理です。

買った株が値下がりし、１００万円の含み損が発生し、これから挽回《ばんかい》できる見込みもなさそう。この場合、株を持ち続けていても、含み損が膨らむ可能性が高いため、損を覚悟で売却する「損切り」が推奨されます。しかし「100万円を損するわけにはいかない」という心理から、損切りができず、さらに負けが込んでいく人が、少なくありません。

コンコルド効果は、私たちの身の回りでも散見されます。

全財産をはたいて始めた個人事業が、スタートして早々に頓挫。でも「せっかくここまで頑張ってきたんだから」「あと少しで軌道に乗るから、そうしたら投資した分も回収できるから」と事業を継続した結果、再起不能なほどの債務を抱えてしまう。

これまで全巻を購入してきたコミック。「そろそろ飽きてきたな…」が本音でも「せっかくここまでそろえてきたんだし」と、たいして読みもしないコミックを買い続けてしまう。

共通するのは「ここでやめたらもったいない」というシチュエーションです。

もしそう思ったら、すでにサンクコストにとらわれている恐れがあります。一度立ち止まり、自分の判断を冷静に振り返ってみましょう。

そのときのコツは、過去に費やしたコストのことは一回リセットして、「これからの損得」について考えることです。もしサンクコストが現時点でゼロだとしたら、撤退か継続か、自分はどちらを選ぶだろうか。一度、冷静になってみる必要があります。

【フレーミング効果】　生存率90％の手術と、死亡率10％の手術。どっちを選ぶ？

コロナ禍で非常事態宣言や飲食店の時短要請がされる際に、根拠とされるデータの１つが「感染者数」でした。多くの日本人はそれを疑問なく受け入れ、「感染者を減らしてコロナを食い止めよう」と、市民生活を犠牲にすることも厭わなくなっています。

でも、冷静に考えるとおかしいと私は思います。なぜ、死者数ではなく、「感染者数」のほうが強調されているのでしょうか。

「インフルエンザが流行っている」というときに、データとして示されるのは、感染者数ではなく、「死者数」です。「今年は、インフルエンザ関連死で１万人の死者が出た」と報道はされても、インフルエンザの感染者数が報じられることはほとんどありません。第１章でも触れましたが、通常の肺炎でも、コロナ死者数よりもはるかに多い約10万人が毎年亡くなっているのです。例年のインフルエンザや肺炎での「死者数」を知っている人なら、コロナをここまで怖い病気とは思わなかったかもしれません。

同じ現象であっても、「感染者数」を基準にするか、「死者数」を基準にするかで、人の気持ちが大きく変わる。

こうした現象を「フレーミング効果」といいます。

前述のダニエル・カーネマンは、フレーミング効果を「問題の提示の仕方が、考えや選好に不合理な影響を及ぼす現象」と定義しています。


カーネマンと同僚だったエイモス・トベルスキーは、医師たちに対し、以下のAの場合とBの場合、その手術を患者に施すかどうか、尋ねる実験をしました。

A：1ヶ月後の「生存率」が、90％の手術
B：1ヶ月後の「死亡率」が、10％の手術

「生存率90％」と「死亡率10％」。強調されている箇所こそ違いますが、意味している内容は同じです。

それにもかかわらず、Aと言われて手術を選ぶ医師は84%いたのにたいし、Bと言われると手術を選ぶ医師が50%に減りました。Bのほうが危険、と判断されたのです。「生存率」というフレームと、「死亡率」というフレームの、どちらを強調するかで、専門家である医師さえ大きく判断が変わってしまうのです。

フレーミング効果では、「アジア病問題」という実験も有名です。

600人の死亡が予想される「アジア病」という伝染病について、AとB、2つの医療プログラムのどちらを採用するかを尋ねました。

A：「200人が助かる」プログラム

B：「600人が助かる確率」が3分の1あるが、「誰も助からない確率」は3分の2のプログラム

この場合、助かる人数の期待値はAもBも同じで200人です。しかし、実験の結果、Aを選ぶ人が72%、Bを選ぶ人はわずか28%でした。

次に「死ぬ数」を強調して同じことを尋ねました。

C：「400人が死ぬ」プログラム

D：「誰も死なない確率」が3分の1あるが、「600人が死ぬ確率」は3分の2のプログラム

これもじつは助かる人数の期待値はAやBと変わらないのですが、この聞き方にすると、Cを選ぶ人はわずか22％、Dを選ぶ人は78％となりました。

「助かる数」と「死ぬ数」、どちらのフレームを強調するかでも、判断がまるで変わってくるということです。

医療の専門知識を持ったプロでさえ、ここまでフレーミングの影響を受けてしまうことに、驚く人がいるかもしれません。たしかにその点は重要です。

私たちは一般に、「賢さ」に対して「変わらないもの」という幻想を抱いているようです。東大出身者はいつまでも「頭がいいんですね」と褒められ、エリートが事件を起こすと「頭のいい人が、そんなことをするなんて信じられない」と非難されます。どちらも「賢さは

変わらない」というスキーマがあるから生じる反応です。
でも、このスキーマは、適切とは言い難い。実際、フレーミング1つで、賢いといわれる医療のプロであっても判断が歪んでしまうのですから。

まして、専門知識を持たない人たちは、無防備にフレーミングの影響を受けます。それを狙って、意図的に、私たちの思考パターンを操作しようと、フレーミングを仕掛ける場合も考えられます。

たとえば「株価は景気の指標である」というフレーミングを国民に仕掛けておけば、株価を上げておきさえしておけば、実体経済を回復させる政策をとらなくても、「日本の経済政策はうまくいっている」という錯覚を持たせることができます。これをうまくやったのが、安倍政権だと私は見ています。日銀にETF買い入れをさせ、株価を上げる。安倍政権のブレーンが賢かったのか、安倍前首相が賢かったのかはわかりませんが、じつに巧妙なフレーミングにより、「アベノミクスはうまくいった」と国民に思い込ませました。

フレーミングの影響力を考えさせられたもう一つは、総務省幹部らが、菅義偉《よしひで》首相の長男から高額の接待を受けていた一件です。この問題を受けて、総務省幹部10人以上が、国家公務員倫理法違反で処分を受けました。官僚機構のなかにいる人たちは、みな一流の大学を出たエリートたちです。彼らのような賢い人たちが、なぜ、法制化されている倫理規定を破ったのでしょう。

政治アナリストの伊藤惇夫《あつお》さんが、ラジオでこんなことを話していました。彼らはそろって「官僚として省庁のなかで出世していくことがすべて」というレースを生きており、そのレースで勝ち抜くことが幸福であり成功なのだと信じています。とくに内閣人事局ができてからは、菅首相に気に入られようと躍起です。首相の息子からの接待を断ったら、嫌われて出世できなくなってしまうかもしれない。そう思い、接待を受けざるを得なかったのではないか。伊藤さんが話していたのは、そんな内容でした。

事件の真相は私にはわかりかねます。しかしこれが本当だとすると、エリート官僚たちは「国家公務員倫理法を遵守する」ことより「法律を破ってでも菅首相に気に入られ、出世する」ことを基準に、ああした行動をとったことになります。

「出世がすべて」のフレーミングによって、優秀なエリート官僚たちが、せっかくの頭脳の良さをうまく使えていないことがいみじくも明らかになった格好です。

医療の世界にも似たようなことがあります。

東大の理Ⅲに合格するのは、模擬試験で全国100〜200番以内に入るぐらいの優秀な人たちです。ところが医学部を出て医局にはいると「教授のいうことは絶対正しい」という強固なフレーミングを与えられてしまうのです。第1章でも触れましたが、統計学的に「コレステロールが高いほうが長生きできる」「乳房温存療法と切除とでは生存率に大きな差がない」といったデータを目の前にしても、「いや、教授の言うことが絶対正しい」と譲りません。

なぜそれほどフレーミングが強力かというと、教授に気に入られることが大学病院内で出世するための絶対条件であり、嫌われたらどこに飛ばされるかわからないからです。

どこの世界にも、そんな「掟《おきて》」のようなフレーミングがあるものですが、官僚と医学部の卒業生はなかでもひどいと感じます。

これがたとえば出版社のサラリーパーソンなら、どんなに上司に嫌われたところで「自分が担当した本が100万部売れた」となれば、誰にも文句は言われないことでしょう。

セールスパーソンも、営業成績でトップさえとれば、一目置かれ、上司と違うやり方を試すことも許されるはずです。すべての民間企業がそうだとは言えませんが、会社員は実力さえあれば、旧態依然のフレーミングを打破しやすい。

ところが、医学や官僚の世界は少なからず「親方日の丸」です。私立大学ならトップの抜擢で実力のある教授が這い上がってくるケースもありますが、教授たちによる選挙で選ばれる国立大学は違います。頭の固い教授がはびこり、周りの人間もペコペコして、ポストを受け継いでいくのです。

【属人主義】「偉い学者がそう言っているんだから、間違いない」
「ノーベル賞をとった偉い学者が言うことだから、間違いない」
「ケインズがこう述べているから、経済政策はこうすべきだ」

このように、このように、偉い人、権威者が言っていることはすべて正しい、とする考え方を「属人主義」といいます。

その反対に、偉い人の意見だろうが、素人の意見だろうが、その言っている内容に注目して、是々非々で対応する考え方を、「属〝事〟主義」といいます。こちらは、社会心理学者の岡本浩一氏がネーミングしたものです。

日本人はとくに権威者の発言に弱い「属人主義」で、「おっしゃるとおりです」と内容を吟味することなく、すぐに従ってしまう傾向があります。

例えば、学校教育のことを議論する会に、ノーベル賞学者を呼んだりするのも、教育界での実績を評価してのことではなく、単に「ノーベル賞をとった偉い学者先生だから」という属人主義の発想からです。ノーベル賞学者は優れた研究者ではあっても、教育の世界では何も実績を残していないことがほとんどです。

ノーベル物理学賞を受賞した江崎玲於奈《れおな》さんは、かつて教育改革国民会議の座長として、「日本にノーベル賞学者が出ないのは、詰め込み教育のせいだ」と言い、ゆとり教育を推進しました。しかし江崎さん自身、小中学校や高校の現場で教えたことは一度もありません。江崎さんに教育問題のトップを任せるのは、イチローにサッカーワールドカップの監督を任せるようなものでしょう。こんなことをするのは日本だけです。

これが欧米であれば、教育の世界で実績をあげた人をまず議長にすえた上で、ほかの有識者とも意見を交換するでしょう。つまり「属事主義」が基本です。

たとえば、「教育経験が3年以上」ないと教育政策に関われないよう定めているのは、フィンランドです。10年以上前、フィンランドを視察にいったときに聞いた、教育関係者の言葉をよく覚えています。「人口が減るのは仕方がない。人口が半分になるなら、教育の力で1人当たりの生産能力を倍にすればいい」。これには、さすがPISA（国際的な学習到達度テスト）調査で、義務教育修了者の学力世界一が、常連の国だと感激しました。

【ハロー効果】「立派なスーツだから、この人の話は信用できそう」

認知バイアスの多くは、わかりやすく言えば、「普段賢い人も、時にバカになる」ということにつながるものです。

その一つに、「ハロー効果」というものがあります。ハロー効果とは、ある目立った特徴に引っ張られて、対象の評価が歪んでしまう現象をいいます。ハローとは「後光」のことです。

例えば、仕立てのよいスーツを着ている人が営業にやってきたら、それだけで「信頼できる人」「仕事もできそうだ」という印象を持たないでしょうか。逆に、身だしなみが崩れていると、「仕事、できなさそう…」「なんか怪しい」と、評価を下げてしまいます。

ハロー効果をうまく使っているのが、テレビCMです。好感度の高いタレントを起用すると、それだけで「いい商品だ」「買ってみたい」と消費者に思わせることができるからです。

逆に、ハロー効果を悪用しているのが詐欺師です。

詐欺師は、「こんな風にふるまえば信頼してもらえる」という手口を熟知しています。服装や話し方で一流のようにふるまいますし、「テレビ番組に出演している」「有名人と知り合い」「海外の大学でMBAを取得」といった派手な経歴をそれとなくアピールしてきます。よく知らない人でも、経歴がすごければ相手は信用すると、わかっているからです。

ハロー効果を駆使した詐欺師として有名なのは「クヒオ大佐」です。1970年代から90年代にかけて、「アメリカ空軍パイロットでカメハメハ大王やエリザベス女王の親類」と名乗り、結婚話を交際女性に持ちかけ、約1億円を騙し取った人物で、「ジョナサン・

エリザベス・クヒオ大佐」と名乗った日本人です。外見はとても外国人に見えなかったそうですが、パイロットで英王室の一族という肩書きで、女性たちはコロッと騙されてしまったのでしょう。

【確証バイアス】「A型の男性って、細かくて面倒くさいよね」

確証バイアスは、自分の信念や思い込みによって、都合のよい情報ばかりを集めて、それに反証する情報を無視してしまうことを言います。対象の評価が歪んでしまう、という意味において、「ハロー効果」にも似ています。

第2章でも触れた、「血液型スキーマ」は、確証バイアスのよい例です。

血液型による性格診断を信念としている人は、「A型の男は細かくて面倒くさい」と信じこんでいます。その信念を強固にするために、「細かくて面倒くさいA型の男」の話ばかりを集めていく。もちろん現実にはそうでないA型の男性もたくさんいるのですが、そうした自分の信念に反する情報は無視をして、あくまで自説に確証を与えてくれる情報にしか関心を持たないのです。

本人は客観的で中立な思考をしているつもりでも、優先して自説に合う情報を選び取っていることに気づいていていません。

【フィア・アピール】「この商品でケアしないと、肌が老化する一方ですよ？」
「年金だけじゃ悲惨な老後になりますよ？　でも今から投資を始めれば間に合います」
「大黒柱のあなたにもしものことがあったらどうしますか？　今から保険で備えを」
「この商品でケアしないと、肌がどんどん老いていきますよ？」

フィア・アピールは、相手の恐怖や不安を煽った上で、その解消のために行動を促すテクニックのこと。広告ではよく見かける手法です。例をあげればキリがありません。

人間は「快楽を求めるエネルギー」より「恐怖や不安を避けるエネルギー」のほうが強いため、マーケティングの世界では、こうした訴求の仕方が効果を生むのです。

ちなみにマーケッターの人たちは、人間心理をよく勉強しており、「こんな宣伝をすれば商品の売り上げが増える」という法則を知り尽くしています。

人間の脳には、2種類の「思考モード」がある

ここまで挙げてきた認知バイアスに共通することは、「自分でも気づかないうちに、ついつい従ってしまっている」というものです。

冷静によく考えればおかしなことなのに、直観的、感情的に、ついそうしてしまう…。では、どうしたら、これらの認知バイアスの影響を受けず、合理的な判断や行動ができるようになるでしょうか。

そのヒントが、ダニエル・カーネマンの著書『ファスト&スロー』に描かれています。『ファスト&スロー』のなかでカーネマンは、人間の思考モードには、「システム1（速い思考）」「システム2（遅い思考）」という、2つのモードがあると述べています。

〈「システム1」は自動的に高速で働き、努力はまったく不要か、必要であってもわずかである。また、自分のほうからコントロールしている感覚は一切ない。

「システム2」は、複雑な計算など頭を使わなければできない困難な知的活動にしかるべき注意を割り当てる。システム2の働きは、代理、選択、集中などの主観的経験と関連づけられることが多い。〉
（引用元：『ファスト&スロー　あなたの意思はどのように決まるか？』、ダニエル・カーネマン・著、村井章子・訳、早川書房）

人間はふだんの生活では「システム1」の思考モードを多用していますが、これは、過去の経験や知識にもとづく「直観的なもの」であり、考えている自覚はあまりありません。スキーマや認知バイアスなどが属しているのも、「システム1」のほうです。「白地に赤い丸」と聞いたら、日本人なら瞬時に国旗を思い浮かべる。これは「日本国旗は、白地に赤い丸」というスキーマが刷り込まれているためです。いわば「考えなくてもわかる」のが、「システム1」の働きです。

そして「システム1」の思考モードとは別に、「システム2」という思考モードが存在します。「システム1」では答えが出ずに、「よく考えなければわからない」ときに、働く思考モードが立ち上がります。

「システム2」の思考モードは、論理的で、統計的な思考が得意で、粘り強く時間をかけて、自分の意見を組み立てることができます。

また、時に乱暴な「システム1」の直観を、ほんとうに適切かどうか判断し、退けることもできます。

カーネマンは『ファスト&スロー』で次のように書いています。

〈システム2には、通常は自動化されている注意や記憶の機能をプログラミングして、システム1の働きを調整する機能が備わっている〉

ただし、「システム2」の思考モードは、自動的に機能している「システム1」とは違い、意識的に立ち上げるものです。また立ち上げるには、努力を要し、時間もかかります。そのため、普段は「システム2」のごく一部の能力しか、使われていません。
カーネマンは、
〈システム1が困難に遭遇すると、システム2が応援に駆り出され、問題解決に役立つ緻密で的確な処理を行う〉

と、書いてます。

認知バイアスの影響を受けず、合理的な判断をするには、この「システム2」の思考モードをうまく使えるかどうかにかかっています。

ぱっと考える「システム1」。深く考える「システム2」

「システム1」は速い思考であり、直観、感情に近いもの。最初に自動的に湧いてくる思考にあたります。

「システム2」は遅い思考であり、論理的な思考、自分の意思で起動する思考です。

これをわかりやすく言えば、「システム1」は「最初にぱっと思い浮かぶ答え」、「システム2」は「じっくり深く考えた上での答え」ということになります。

たとえば、コロナのニュースを見た瞬間に私たちをとらえる「コロナは怖い」という思考は、「システム1」的な思考です。それは直観的な思考であり、目の前の現実に素早く対応するのに向いていますが、いっぽうで、その報道がほんとうに正しいのかどうか、までは考えてくれません。

大切なのは「システム1」のような、「最初にぱっと思い浮かぶ答え」に、すぐに従わないこと、即断即決しないことです。

とくに重要な意思決定であるほど、「最初にぱっと思い浮かぶ答え」で動かないことです。むしろ、そこでいったん立ち止まり、「そう判断する根拠は何なのか」「自分は何らかのスキーマにとらわれていないか」と疑ってみる。

これこそ、「システム2」の役割なのです。

私なりに「コロナ自粛」に関して、「システム2」の思考モードでじっくり考えると、「高齢者の足腰が弱るのではないか」、「免疫力が衰えて、かえって病気になりやすくなるのではないか」、「人とコミュニケーションしないと、高齢者の認知機能が衰えるのではないか」などと考えてみたりします。

また、「専門家がマスクをするよう呼びかけている」→「本当にマスクがきくのか」→「そもそもマスクそのものに害はないのか」なども考えます。たとえば、1日中マスクをつける息苦しさが、人の免疫力を下げるような害をなさないのかどうか。一度、考えてみる価値はありそうです。

まさか日本では起こらないと思いますが、こんな研究も知られています。

第2次世界大戦下のイギリスでは、ドイツ軍の毒ガス攻撃にそなえて、人々はガスマスクを装着して暮らしていました。その20年後、イギリスでは「ガスマスクフェチ」が非常に増えたそうです。ガスマスク姿の母親に抱っこされていた戦時下の子どもたちは、大人になり、ガスマスクに愛着を示したのです。同じように今、マスク姿の母親に抱っこされている日本の子どもたちが、マスクフェチに育たないとも限りません。

「クイズ王」型の思考はできても、深く考えない

さきほど例にあげた「生存率90％の手術」と「死亡率10％の手術」の選択問題も、最初にぱっと思い浮かぶ答えは「死亡率10％のほうが危険な手術」です。

しかし、そこで即断即決せず「本当に?」と疑うことができれば、「どちらも同じ意味するところは同じ」という結論に達するのは、そう難しくはないはずです。

私がしばしば口にする「増税して経費を認めたほうが景気は良くなる」という仮説も、「そんなこと経済学者は言っていない」と即座に否定されるのですが、そこで立ち止まり、「いや、でも試してみないことにはわからない」とするのが「システム2」です。従来の経済政策が振るわないなら、まだやったことのない政策をためしてみよう。科学者や実業家なら、自然にそう思います。

残念ながら、今のところ日本は「システム2」を起動させることが苦手な人が多いようです。

多くの人が、「システム1」的な「最初にぱっと思い浮かぶ答え」にとらわれています。カーネマンの『ファスト&スロー』という本は、東大生協でとてもよく売れている本だそうです。そのことから推測するに、日本のインテリ層は、かなりの確率で行動経済学を知り、損失回避の法則もスラスラ説明できることでしょう。

ただし、読んで覚えるだけでは、「システム２」は働きません。実際、損失回避の法則を応用して、「減税より増税したほうが消費が増える」と主張するような人は、ほとんどいないのです。

日本人が勤勉で、よく本を読み、物知りであるのはたしかだと思います。

しかしそれを応用することができないようです。物知りは「知識をただたくさんストックしているだけ」です。テレビのクイズ番組では優勝できるかもしれませんが、「じっくり深く考えたうえでの答え」を出すのは苦手です。

ウィキペディアを見れば済むようなことをいくら覚えたところでつまらない。皆がスマホを手にしていて、いつでもどこでもスマホでグーグル検索できる時代に、物知りにどれほどの価値があるのでしょう。

日本には、物知りな「知識人」はたくさんいても、深く考える「思想家」があまりいないように思うのです。

それでも最近ユーチューブなどでは、「人と違うことをする面白い人」がどんどん出てきていますし、イノベーションを志向するような会社が評価されてきています。

これからの日本は、常識からは外れているけど、突拍子もないことを考えられる「思想家」が増えていくことを願います。

スティーブ・ジョブズは、「システム2」で考えた人

日本人が「システム2」を起動させるのが苦手な理由は明らかではありませんが、最近のマスメディアの影響も大きいような気がします。

テレビはクイズ番組だらけ。賢い人と言ったら、クイズ番組で優勝するような人、というイメージがまん延し始めています。たくさん知識があって、素早く解答できる人がもてはやされる。

バラエティ番組やワイドショーの出演者も、「システム1」的な思考に長けた人たちです。なにか聞かれたら、ぱっとすぐコメントできる人がテレビ向きだと言われます。でもよく聞いてみれば、そのコメントの内容は、どこかから拝借してきたような豆知識のようなものばかりで、目新しさはありません。コメントするほうも、みんなが思っていそうなこと

をパッとしゃべり、視聴者は「そのとおりだ」と喝采を送ります。持論など必要なく、大衆の意見を代表すればいいのです。

こうなると、専門家の居場所はありません。

専門家の役割は、「みんなはそう考えているかもしれないけど、確率的にはこうです」などと、大衆の意見とは違った専門性を示すことだと私は思うのですが、テレビでそんなことをしたら「台本どおりに番組が進まないじゃないですか！」ということで、敬遠されてしまいます。

私はここに、日本のダメなところがよく表れていると思います。

「システム1」的な思考の人を、「賢い賢い」といって喜んでいるような国だからダメなのです。高学歴を武器にしている漫才師が、クイズ番組で活躍していますが、「肝心の漫才作りはどうした?」と言いたくなります。豊富な知識を用いて人を笑わせるネタを作るのは、とても思考力がいること。「システム2」で、じっくり深く考えなければなりません。

「システム1」を悪者扱いしたいわけではありませんが、「システム2」で考える人間がいないと、世の中はいつまでも前例踏襲主義のまま、常識から逸脱することもないままで、進歩が止まってしまいます。

なぜかというと、「システム2」が働かないと、非常識な人のアイデアは生み出せないからです、

スティーブ・ジョブズが生み出したイノベーションも、「システム1」的な考え方からは外れています。システム1にとらわれている人が聞いたら、ジョブズのアイデアに対して、「こいつはバカだな」「常識を知らないのか」「学歴がないやつはこれだからダメなんだ」などと、頭ごなしに否定するところかもしれません。

しかし「システム2」的な人間は、「そういう見方もあるかもな」とそんな批判さえ糧にして、「これまでのやり方で通用しないなら、このやり方ではどうだろう」「ダメかもしれないけど、とりあえず試してみよう」などと、新しいアイデアを次々考え続けるのです。

「仮説を立てる力」が、新しい生き方を切り開く

日本が30年も不況に苦しみ続けているのも、皆が「システム1」ばかり作動させて、「シ

ステム2」の「じっくり深く考えたうえでの答え」を出してこなかったからではないでしょうか？

その一例が、先に取り上げた生産性神話です。生産性ばかりを追求し、消費を増やす政策を考えてこなかった。そうしてモノ余りの時代になった今なお、「生産性を上げよう、上げよう」の思考停止状態です。

女性の社会進出もそうです。「女性役員の数を増やそう」「男性も女性も同じように活躍できるようにしよう」と、どうも女性の社会進出ばかりに目が向いていますが、消費不況からの脱却を本気で考えるなら、「消費のエキスパート」である主婦の目線をもっと大切にすることで、不況から脱却するヒントを探す必要があるのではないでしょうか？

その意味で、「システム2」で考える成功者といったら、私はアート引越センターの寺田千代乃さんを思い浮かべます。

寺田さんは貧しい暮らしからはい上がり、夫の運送会社に嫁いでから、日本初の引っ越し専門業者を創業しました。だんだんとお金持ちになっていくなかで、主婦らしい目線によって「こんな風になったらいい、あんな風になったらいい」とアイデアを出していき、それが「エプロンサービス」（プロが部屋の整理整頓を行う）など、独自のサービスにつながっていくのです。

脳の「システム2」を使い、新しい仮説を立て、それを実践していける寺田さんのような人が、時代を切り開いていくのです。

学者でさえなかなか常識を疑おうとしないのが日本という国ですが、普通の国なら、常識とは異なる、新しい仮説を立てられる人こそが、賢いとされます。

数学界最大の難問といわれたフェルマーの最終定理はよい例です。17世紀のピエール・ド・フェルマーによって提唱された定理で、1995年にアンドリュー・ワイルズによって証明されました。でも、多くの人には、アンドリュー・ワイルズ氏の名前よりも、最初に定理を提唱したフェルマー氏の名前のほうがはるかに記憶に残っています。

湯川秀樹も、中間子を発見したのではなく、中間子が存在するという仮説を唱えただけです。しかし、のちに中間子が発見されたことで、日本人初のノーベル賞を受賞しました。

どちらも、「仮説を立てる力」のほうが評価された例です。

第4章

「不安な気持ち」の暴走はこうして食い止める

うつ病の原因にもなる「不適応思考」とは何か

「不適応思考」という考え方があります。もともとは、「認知療法」といって、うつ病を行うカウンセリングの手法から出てきたものです。

ペンシルベニア大学のグループが、うつ病の患者にカウンセリング的な治療を行う際に、認知療法という方法を生み出しました。そのリーダー格のアーロン・ベックやアーサー・フリーマンは、うつ病になりやすい人に多い思考パターンがあることを発見しました。それが、不適応思考です。

不適応思考の代表的なものに、「二分割思考」、「完璧主義」、「過度の一般化」、「こうあるべき思考」（精神医学的には「かくあるべし思考」）、「自己関連付け」があります。

正確にはうつ病の患者のみならず、広く一般の人に見られる思考パターンなのですが、うつ病の患者には、それが多く見られます。

今では、不適応思考はうつ病にとどまらず、パーソナリティ障害、拒食症・過食症などの摂食障害の人にも多く見られる思考パターンであることがわかっています。

例えば、妻が自分以外の男性と話しているのを見ると、「浮気をしようとしているのか？」と猜疑《さいぎ》心にかられてしまい、ストレスの多い人生を送っている人がいるとします。

一般的には、こう考えるような人は生まれつきの「性格」であり、変えようがないものだと考えられがちです。

しかし認知療法では、これは「ある種の思考パターンのせい」、「物事の受け止め方のせい」だと考えます。

そして、「人の性格は変えられないが、物事の考え方や受け止め方を変えることはできる」という前提に立ち、思考パターンが変わるように治療をしていくのです。

うつ病患者は「白か黒か」「善か悪か」「敵か味方か」など、物事や他人を完全に２つにわける思考パターン（二分割思考）の人がいるのですが、認知療法では、治療者が「また二分割思考に陥っていますね」などと患者に自覚を促します。そして、こうした決めつけには根拠がないことなどを説いて、その思考パターンを変えていきます。

自覚することが、不適応思考の抜け出すための第一歩であり、もっとも重要なことだからです。

かつて、精神分析の治療法は、人の性格を変えようとする時代が続きました。しかし、そうした治療法は長く時間がかかるわりに、必ずしもいい結果がともなわないことがわかってきています。

認知療法は、精神分析と比べると早く効果が出て、治療もうまくいくということで、現在では精神療法のトレンドは認知療法に移っています。

本章では、そもそも「不適応思考とは何か」を紹介していきます。

「自動思考」の暴走を、人はなかなか自覚しにくい

不適応思考は、しばしば、「自動思考」のかたちをとって表れます。

自動思考とは、ある状態になると、自分の勝手な思い込みによって、次々に悪い想念が湧いてくるような思考のことをいいます。

自動思考の内容は人によって違います。

たとえば、誰かの会話から自分の名前が聞こえてくると、「きっと悪口を言われているに違いない」と思い込んでしまう。

可能性としては、その誰かは自分のことを褒めていたのかもしれませんし、たまたまほかの話題のなかで自分の名前が出てきただけかもしれません。でも、自動思考にとらわれている人は、そういった可能性には頭が回らないのです。「最近、皆がよそよそしい気がする」「あのとき飲み会の誘いを断ったからだろうか」など、ネガティブな記憶ばかりが再生され、ますます「悪口を言われているに違いない」という思い込みが強化されていきます。この一連の思考は自分では止めたくても止められません。

あるいは、彼女がＬＩＮＥの返信が遅いというだけで「フラれたに違いない」と思い込む。はた目には「そうとは限らないんじゃない？」「手が離せない用事があるのでは？」と言いたいところですが、本人はいたって真剣です。「そういえば最近冷たい言動が多かった」などと、悪い記憶ばかりが再生されて、やはり止まりません。

悪い記憶が再生されるだけならまだいいのですが、自動思考が怖いのは、行動に移しかねないことです。

「おれを振るなんて、お前が浮気したんだろう」などとキレて彼女に詰め寄りでもしたら、本当にフラれるかもしれません。「フラれたに違いない」という勝手な思い込みから始まった自動思考ですが、最終的にはそのような現実を引き寄せてしまうのです。

自動思考のポイントになるのは、「本人はいたって中立的に考えている気になっているのに、じつは不適応な思考に振り回されている」ということです。

そう、本人は冷静に論理的に考えているつもりなのです。

ところが実際には、脳に「バグ」のようなものが生じていて、じつは最初から答えが固定されてしまっている。「考えているつもりで考えていない」のが自動思考でもあります。

認知療法で、「また自動思考に陥っていますよ」などと指摘をすることで、本人に自覚を促し、思考にとらわれていることを気づかせるような方法がとられるのは、そのためです。患者は、自分1人で考えていると、自動思考でどんどん悪いほうへ悪いほうへと考えが止まらなくなってしまうのです。

うつ病は性格のせいというより「思考グセ」の問題

誤解のないように繰り返し言っておきたいのは、「不適応思考」は精神科の患者だけのものではないということです。

不適応思考は、割合や程度の違いこそあれ、一般の人にも多く見られるごくありふれた思考パターンです。また、健康時は正常な思考パターンだが、強いストレスがかかったり心を病んだりすると不適応思考のパターンに変化する、というようなものでもありません。

スキーマと同じように、おもに学校教育が、不適応思考を刷り込んできます。学校教育では、決められた答えを早く出すことが求められるため、ある種の固定した思考パターンを身につけさせられ、その思考パターンを疑う機会も用意されません。

こうした思考パターン、すなわち「思考のクセ」があっても、日常生活がスムーズに回っているうちは困らないのです。とくに日本人の場合、多くの人が不適応思考を持っているため、「そんなの普通」と思われる思考パターンとも言えます。

ところが、いざ、うつ状態になったり、ブラック企業でいじめられたり、といった状況に陥ると、とたんに不適応思考が問題になってくるのです。

たとえば、病気になったらパフォーマンスが落ちるのは当然なのに、不適応思考の一つである「完璧主義」が作動すると、完璧にやれない自分に落伍者のレッテルを貼ったり、もう立ち直れないと落ち込んだりします。強いストレスを受けているというときに、「男なら我慢しなければならない」という「こうあるべき思考」の不適応思考パターンにはまりこんでいると、ストレスから逃げ出すこともできません。

精神科医の立場からは、うつ病を防止する意味でも、今のうちから不適応思考を修正しておくことをおすすめします。

ここからは、いくつかの不適応思考のパターンを見ていきましょう。

【二分割思考】「曖昧な状態は、気持ちが悪い。白か黒か決めたい」

たとえば「二分割思考」は、不適応思考のなかでもとくに代表的なものです。

二分割思考とは、なんでも白黒はっきりつけようとする考えのこと。正しいか間違っているか、イエスかノーか、敵か味方か、善か悪か、などです。曖昧な状態が不安であり、どちらか一方に決めつけないではいられません。

二分割思考が不適応だとされるのは、世の中簡単に白黒つけられないことばかりだから。グレーゾーンのほうが、ずっと多いからです。敵と味方にしてもはっきりつけられるものではありません。「あいつとは30％ぐらい意見が合わないけど、70％は嫌いじゃないんだよな」などと、グレーな範疇《はんちゅう》にあるのが普通です。

養老孟司先生はベストセラー『バカの壁』（新潮新書、２００３年）で、林野庁と環境省の懇談会に出席したとき、そこで出された答申の書き出しに「ＣＯ$_2$増加による地球温暖化によって次のようなことが起こる」となっていたので、二酸化炭素が原因で地球温暖化しているという理論はまだそう断言はできないので、「これは〝ＣＯ$_2$増加によると推測される〟という風に書き直してください」と注文をつけたそうです。すると、たちまち官僚から反論があった、と書いています。官僚というのは、「決めつけ」をしないではいられない種類の人間なのでしょう。

第1章でも例に挙げた「子どもを褒めて育てるか、叱って育てるか」も同様です。「ほめて成績が上がる子が7割、叱って成績が上がる子が3割」というデータがあると、じゃあ褒めるのが正解だ、と決めつけがちです。ところが子どもには個人差があり、叱って成績が上がる3割に、自分の子どもが入っているのかもしれないのです。

「子どもは叱るよりも褒めるほうがいい」と、白黒はっきりつけるほうが、人間、ラクに生きられるのはたしかです。いつもほかの可能性を考えながら生きるのは、めんどうくさいでしょう。

でも、それをしないことで、安易な答えにとびついて失敗したり、人に騙されたり、ストレスをためたりします。

ビジネスの現場でも、二分割思考は困りものです。

互いに信頼関係を築き、味方だと思い込んでいた相手に、何か一点気に入らないところがあると、それだけで「あそこはダメだ」「あんな会社とは組めない」となってしまう。その点以外は素晴らしい会社であるにもかかわらず、その一点で全否定してしまうのです。

あるいは、妻や夫が一度浮気をすると、それだけで相手を敵だと思ってしまう人が少なくありません。一度でも自分を裏切ると、それまでの愛情が憎しみに変わってしまうのです。お互い完全に愛情が冷めきったとは思えないのに、１００％味方か、１００％の敵しか、ありえないかのようです。

二分割思考とは、見方を変えれば「即断即決」のようでもあり、優れた考え方のようにも思えるかもしれません。しかし、即断即決と「ちゃんと考えずに白黒つける」は違います。グレーゾーンに耐えることができないと、結論を急ぎ、誤った判断を下す恐れがあります。

「曖昧さに耐えられる」のが、成熟した大人の条件

心理学には「白と黒のあいだにはグレーがある」「グレーにも、濃いグレーもあれば薄いグレーもある」と理解できるようになることが人間的な成熟である、とする考え方があります。

これを「認知的成熟」といいます。

社会心理学者の岡本浩一氏によると、曖昧な状況下や、白か黒かはっきりしない状況下で、不安な気持ちが強くなってしまって、あわてて白か黒か決めようとする人は知的な意味での成熟度が低いのだといいます。

これを「認知的複雑性」といい、複雑な状態をいかに我慢できるかということが、人間の成熟をはかるものさしになっているのです。いいかえると、大人になる、とは、曖昧さに耐えられること、です。

こんなたとえ話をすると、よりわかりやすいでしょうか。

少量なら薬になるけど、大量にとると毒になる草があったとします。

動物の群れの1頭が、この草を食べて死んでしまったら、その動物は、二度とその草を食べないでしょう。量の概念がわからない動物は、毒としてしか認知できないのです。

人間の子どもも同じです。量の加減がわからないので、子どもの手の届かないところに親が隠しておかないといけません。子どもが成長し「これは少量だと薬だけど、たくさん飲むと毒になる」と理解すると、ようやく正しく服用できるようになります。

ここでポイントになるのは「量の概念」です。量の概念がわかるようになると、人は成熟したと評価されるのです。白黒はっきりつけることしかできない動物にとっては毒でも、量の加減ができる人間には薬になります。人間関係においても「こういう仕事なら頼りになるけど、こういう仕事は苦手な人」などと、グレーゾーンを許容できるようになっていきます。

したがって、二分割思考から抜け出すには、0か1かではなく「量」で考える習慣をつけるといいのです。

特に、割合や確率の概念は使えます。「この本はほとんどダメだ、使えない」と思うと読む価値が全くなさそうで腹も立つかもしれませんが、「この本に書いてあることの80％はムダだが、2割は参考になった」とすると、「まあ、2割役に立つならいいか」と思えてくるものです。

また「自分は認知症にならない」と決めつけると何も対策を講じる気になりませんが、可能性で考えてみたらどうでしょう。女性の場合は85歳まで生きる確率が7割あります。85歳まで生きるとボケる確率が45％です。すると、今生きている女性がボケる確率は3割ぐらいです。そう考えると「今のうちに認知症に備えておかないのはおかしい」と実感でき、介護保険の使い方や、どの施設に入ったらいいのかなど、対策を用意できます。そして対策があると、認知症になる不安も薄れるのです。やはり、備えあれば憂いなしです。

とはいえ、いいか悪いかはっきり決めてしまって、ラクをしたがるのもまた人間です。「いいところもあれば、悪いところもある」といった物言いでは、優柔不断だと批判されてしまいそうです。

芸能人が不倫をすると、それまでどんな人気者でも一転して「人間のクズ扱い」されますが、これも典型的な二分割思考です。

実際に付き合ってみると、不倫するような人は意外と気配りができて、人間的な魅力があったりするものですが、そうしたポジティブな要素まで否定にかかります。「異性関係にはだらしないけど、すごく親切なやつだ」といった見方があってもいいわけです。二分割思考の人にかかると、それまで社会貢献活動に熱心で「いい人」と評価されていた人も、一度騒ぎを起こしたらとたんに「偽善者」扱いです。

「曖昧な物言い」は、そんなにいけないことなのか

特に日本では、「答えをはっきり言わない」物言いは、官僚答弁だといって批判されます。これもテレビの影響が大きいのでしょう。

テレビこそ、二分割思考のオンパレードです。テレビに求められているのは、二分割思考でイエスかノーか即答できる人であり、言い方を変えると、私のようにひねくれた面倒くさいことを、延々と話さない人です。いろいろな可能性を考えて、ああでもありこうでもある、と言うような人は、コメンテーターから間違いなく外されてしまいます。

東京五輪・パラリンピック競技大会組織委員会の森喜朗前会長が「女性は話が長い」と女性蔑視ともとれる発言をして、会長を辞任する騒動がありました。女性の話が長いかどうかはともかく、「話が長い＝悪いこと」、というイメージが世間にはあるようです。

なぜなのでしょう。長い話をできる人のほうが、物事を深く考えている人かもしれないじゃないか、と私は思います。

私がテレビのコメンテーターをしていた頃、よく「話が長い」と注意されたものです。最後には、テレビの世界を追い出されてしまいました。テレビの世界では、話題を振られたら30秒で答えられるコメンテーターが偉いのです。

でも、すぐに答えを出せる人が、プロだと言えるでしょうか。

「この事件の犯人は、精神医学的にいうと○○障害です」なんて、その場で決めつける精神科医がいるとしたら、ずいぶん乱暴です。

あるいは、もし自分が患者だったら、と考えてみてください。はじめての診察でいきなり「あなたは統合失調症だ」「あなたはうつ病だ」と決めてかかる精神科医を信用できるでしょうか。もちろん、臨床現場では、そんなことはしません。こんな病気の可能性もある、あんな病気の可能性もある、というなかで、患者さんからじっくり話を聞き、可能性が高いものを絞り込んでいくのが普通です。いろいろな可能性を考えられるほうが、プロの医師と言えるのです。

主務大臣が「持ち帰って検討します」と答えようものなら「官僚答弁だ」と批判されてしまいます。でも私なら、その場でいい加減に答えるより、きちんとデータにあたるなどして答えてもらったほうが、よほど信用できる大臣だと思います。

ともあれ、そんな悠長なことをやってはいられない、というのが、テレビの世界の常識です。クイズ王のように1つの答えを誰より早く言える人、即断即決の人が「頭のいい人」とされます。こういうテレビ的な思考パターンに染まると、不適応思考はひどくなるばかり。「テレビを観るとバカになる」と言われても仕方がないと思います。

【完璧主義】「完璧な会議資料を作らなければ、意味がない」

「完璧主義」の思考パターンも、「１００点でなければ0点と同じで、意味がない」とする不適応思考です。

完璧主義の人は、仕事においても完璧を目指し、会議で出す書類作成1つにも、いたずらに時間を費やしてしまいます。細かい部分に目がむかい、欠点ばかりが気になります。

でも仕事上は、とりあえず期限に間に合わせれば、上司のアドバイスなども受けられ、いい結果になりやすいものです。また完璧主義だと、合格点はゆうにクリアしている80点、90点の仕事をしても「１００点でないから」と落ち込み、結局のところ、いつまでも満足できません。

でも世の中は、べつに「100点をとらなくてもいい」ことばかりです。

受験だって、100点満点をとる必要はなく、合格最低点をとりさえすればいいのです。100点満点をとろうとすると、すべての教科を完璧に勉強しなくてはなりません。でも「合格最低点でいい」と考えられたら、「苦手な国語は60点でいい、そのかわり得意な英語と数学は90点を目指そう」などと、勉強計画に実現可能なメリハリをつけられます。

また、こういう受験生のほうが、時間を効率的に使うことができ、合格する確率も高いものです。

いわば、こちらは「合格点主義」です。

私も、あるときから、合格点主義で生きるようになりました。東大の理Ⅲを受験したときもそうです。440点満点でトップ合格を目指そうとすると相当な勉強が必要ですが、私は「290点取れれば合格できる」と割り切っていました。

おかげで、まわりの受験生が焦って勉強しているのを横目に、大好きな映画を観たいだけ観る余裕がありました。

完璧主義が高じて、「たとえ1万分の1の危険でも許せない」となっているのが、現在の日本人ではないでしょうか。

高齢ドライバーの事故が注目されているから、高齢者から免許をとりあげる。しかし、免許をとりあげることによって、高齢者が外出しなくなり、身体機能や認知機能が衰えるリスクを考慮していません。第1章でも話したように、高齢ドライバーの事故は、事故全体で見れば、確率の低いこと。そんな確率の低いことではなく、確率が高いことから優先的に対策していったらどうでしょう？

裏を返すと、「確率が低いことは無視できる」能力というのも重要です。

たとえば飛行機が落ちることを気にしていたら、だれも飛行機には乗れません。高所恐怖症の人は、高層ビルの上の階で「ここで窓が割れたら、下に落ちて死んでしまう」と恐れていますが、そうなる可能性はほとんどありません。１万分の１の危険であってもゼロとは言えないのですが、「そのぐらいは仕方がない」と割り切れないと、生きていくのがつらくなります。

精神科医の立場から見ても、確率が低いことを極端に恐れる人は、少し病的なところがあります。ほとんど起こる確率のないことは無視して、起こる確率が高いことのほうに備えておく。認知的成熟とは、そのようなものです。

【「こうあるべき」思考】「主婦なんだから、家事はぜんぶやるべきだ」

「こうあるべき」という考え方が強すぎるのも、うつ病になりやすいパターンです。

ささいなことでも「〜すべきである」「〜しなければならない」という理想にとらわれて、「こんなこともあるかもしれない、あんなこともあるかもしれない」といった、柔軟な考え方ができません。

例えば、「主婦なんだから、家事はぜんぶ私がやらなきゃ」と思い込むと、苦手な家事をやりきれずに、ストレスをためこむことがあります。また「いじめはあってはならない」と考えると、いざそれが起こったときに教師の側に「いじめを隠す」心理が働き、結果的にいじめが続いてしまう、というケースもあります。

裏を返すと、こうした思考パターンを変えることで、「ほかにもたくさんの生き方がある」と考えられ、うつ病の予防につながることがわかっています。

たとえば、赤面恐怖の人は、「顔が赤くなるせいで嫌われるから、人前に出られない。顔が赤いのを治さないといけない」と思いこんでいます。そんなときは、「森田療法」というカウンセリングの流派なら「変えられないものはあきらめて、変えられるものから変えていこう」とすすめます。私も「ごめんね、僕はヤブ医者だから、顔が赤いのは治せない」と言ったりします。

ただし、そのあとでこう続けるのです。

「でも、あなたより少し人生経験が長いから、顔が赤くても人に好かれている人を知ってるし、顔が赤くないのに人に嫌われている人はもっとたくさん知ってるよ」

「顔が赤いなりに人に好かれる話術だとか、挨拶の仕方だとか、笑顔をふりまくだとか、『尊敬している人の前だと赤くなるんです』といったエクスキューズの方法だとか、そういうことは一緒に考えられるよ。あなたが人に好かれるためのお手伝いはできますよ」

この患者は「赤面は治すべき」と思い込んでいたわけですが、それは「べき思考」だとして、ほかの生き方を教えるわけです。

幸せになるにはこの道しかない、と思い込んでいる人よりも、「こんな道もある、あんな道もある」と、いろんな道を探せる人のほうが、ラクに生きられます。

「出世レースで負けた官僚が自殺した」。ときおり、そんな話を聞くことがあります。たいてい、その官僚はエリートです。開成高校から東大の法学部に進み、財務省入りして次官を目指す。挫折知らずの人生です。

すると多くの人は「あの人は挫折を知らなかったから、ショックだったのだろう」と言います。しかし私は、挫折を知らなかったからではなく、正確には「挫折をしたあとの生き方を知らなかったから自殺した」のだと思います。

仮に開成高校に合格できなくても、東大を目指す道はほかにもあります。あるいは、東大でなくても、財務省に入る道はあります。次官レースに負けても、テレビのコメンテーターになったり、民間企業に転職して収入を10倍に増やしたり、できるかもしれません。このように、「幸せになれるなら、どんな道でもいい」と思えたら、いくらでも道は探せます。逆に、それができないと、エリートでさえ生きるすべを失ってしまうのです。

生きづらくなる「不適応思考」のパターンを知る

ここまでで紹介した「二分割思考」、「完璧主義」、「こうあるべき思考」は、不適応思考のなかでも特に代表的なものです。

以下、そのほかの不適応思考について、かんたんに紹介します。

【過度な一般化】「最近の若者は、キレやすい」

「過度な一般化」は、「○○がそうだったから」と、一部の事実だけを取り上げて、それを「いつも」「みんな」「絶対に」などと、広く一般化してしまうことです。

典型は、年長者が言う「最近の若者はみな○○だ」です。例えば、未成年による殺人事件が1つあるだけで、「最近の子供は、キレやすい」などと言い出す。でも、データを見れば、少年犯罪は増加もしていなければ、悪化もしていないのです。

また、東京でコロナの感染者数が増えているからといって、一足飛びに「日本人全体が危ない」などと危機感を煽るのも、おかしな話です。すでにコロナがおおむね収束している地域が、いくつかあるからです。

同じように「またプレゼンでミスをした。私はいつも大切なときに失敗するんだ」とか、「同僚が挨拶をしてくれなかった。みんな私を嫌っているに違いない」なども、過度な一般化の例です。

【拡大視・縮小視】「会社にとって、私はお荷物だ」

仕事上のミスなど、自分に都合の悪いことは過大に、反対によくできていることは過小に考えるという思考パターンです。

例えば、一度遅刻したぐらいで、「会社にとって私はお荷物だ」と思い込むのは拡大視です。「そんなことないよ、あなたは十分活躍してくれているよ」とまわりが励ましても、聞く耳をもちません。

逆に、仕事がうまくいっているのに「こんな仕事は大した価値がない」と考えてしまったり、難関資格を持っているのに「こんなものは誰にでも取れる」と思ったりするのが、縮小視です。

【自己関連付け】「プロジェクトが失敗したのは、私のせいだ」

自己関連付けとは、本来自分とは関係があるとは限らない出来事を、すべて自分に関係があるものとして考えてしまうことを言います。

例えば、自分が関わるプロジェクトにトラブルがあった場合。その責任はプロジェクトのリーダーがまずは負うものですし、細かく見ていけばさまざまな要因が絡み合ってうまくいかなかった場合がほとんどです。

ところが、「自分がもっと頑張らなかったせいだ」「あのときこうしていればよかった」などと、自分と結びつけ、自分を追い詰めてしまう人がいます。いわゆる「責任感が強い」人が、こうした考え方をよくします。

逆に、皆で成功させたプロジェクトにもかかわらず、「これは自分の成果だ、おれの仕事だ」と考えるのも、自己関連付けの強い人だと言えます。

とくに企業の研究開発になると、資金も設備も提供してもらい、多くのメンバーとともに行うものですが、大金を得られる発明をして特許を取得したりすると、自己関連付けの強い人が自分の手柄を主張し、利益を得ようと特許訴訟を起こすケースがあります。

【レッテル貼り】「おれは勝ち組、あいつは負け組だ」

勝ち組、負け組など、わかりやすいラベルを貼って人を判断することを、「レッテル貼り」と言います。「おれは落伍者だ」などと自分にレッテル貼りをして、勝手に落ち込んでてしまう人もいます。

しかし、レッテルに大した根拠はありません。高年収が勝ち組で、低年収が負け組だとレッテルを貼ったところで、そんなものは人間の特徴の一部を切り取り、単純化したものにすぎません。レッテルを貼った時点で、人間を総合的に見る努力をやめてしまっています。よくよく話してみると、「高年収といっても、翌年は失業しているかもしれないな」「年収が低くても、自分は家族と過ごす時間が長いほうがいいな」などと、一概に勝ち組、負け組と決めつけられないことが、わかるはずです。

困るのは、一度貼ったレッテルは、なかなか剥がせないことです。

「民主党政権時代は暗黒だった」というレッテル貼りも、いまだに機能しています。しかし民主党政権は本当に「暗黒」だったのでしょうか。たしかに東日本大震災という未曾有の事態に見舞われましたが、失業率は下がりましたし、ドル建てのＧＤＰは今よりも良い数字でした。にもかかわらず「民主党政権時代は暗黒だった」というレッテルを剥がすには至っていません。

「あいつは○○だ」とレッテル貼りをすることが、差別につながるケースもあります。

たびたび取り上げている森元首相の「女性の話は長い」という発言も、それ自体は差別というよりレッテル貼りです。「話の短い女性」も「話の長い男性」もたくさんいるからです。

しかし、あらゆる差別はレッテル貼りから始まります。そこが問題です。「黒人の犯罪率は高い」「女性は結婚で離職しやすい」。仮にそれが統計的なデータで裏付けられていたとしても、1人ひとりに当てはまるわけではありません。そのレッテルが悪い方向に働くと、差別へとつながってしまいます。

欧米諸国には差別禁止法があります。米国なら年齢差別禁止法、性差別禁止法、人種差別禁止法の3つです。例えば、年齢差別禁止法が定めているのは、70歳のおじいさんと20歳の若者が入社試験を受けたとき、おじいさんが1点でも勝っていたとしたら、おじいさんを採用しないといけない、といったことです。日本なら「高齢者はこれから能力が落ちていくいっぽうで、若者は能力が伸びていくから」と若者を採用するところですが、差別禁止法は「高齢者はこれから能力が落ちていく」「若者は能力が伸びていく」というようなレッテル貼りをするな、と言っているのです。

【読心】「あいつは内心、おれのことバカにしている」

読心は、相手の心を決めつけてしまうことです。

なんの根拠もなく「相手は内心で私のことをバカにしている」「あいつはおれのことを憎んでいる」と、勝手に解釈します。とくに、うつ状態のときは、相手が自分に対しネガティブな感情を持っていると思い込みがちであり、対人関係もうまくいきません。

しかし本来、人の心のなかのことなど、私たち心理学者にも見通せるものではないのです。うつ病に悩む患者の心のなかのことも、カウンセリングを行うたびに「こういう考えだろうか」「この人の本音はこうではないだろうか」と、仮説立てと検証を繰り返し、ようやく「もしかすると、この人の悩みの原因は、ここにあるのかもしれない」というものが、おぼろげに見えてくる程度です。

それほど、人の気持ちを読むのは難しいのです。根拠のない決めつけが事実を言い当てることなど、まずないと考えていいでしょう。

【情緒的理由付け】「こんな不景気じゃ、何をやってもうまくいかない」

情緒的理由付けとは、そのときの自分の感情にもとづいて、現実を判断してしまうことです。気持ちが落ち込んでいるときは「なにをやってもうまくいかない」と悲観的な判断をし、気持ちがハイになっていると、「なんでもうまくいく!」と楽観的な見方をします。

バブル末期の日本では、ほとんどの経営者は「株価はまだまだ伸びる!」と楽観的な判断を下し、そのせいでバブル崩壊により大きなダメージを負いました。感情が大きく現実の見方をゆがめた例です。

反対に、バブル崩壊後の長きにわたる不景気のなかでは、経営者の判断は悲観的に変わりました。あのとき情緒的理由付けにとらわれていなければ、低金利でお金を借り、大幅に価格が下がった土地を買い漁ることができたかもしれません。でも現実には「こんな不景気のときに借金をする気になれない」と、儲けのチャンスを逃してしまいました。

コロナ禍は、これまでの「当たり前」を疑う機会

以上、代表的な不適応思考を紹介してみました。

本章冒頭で、私は「不適応思考は、うつ病の患者のみならず、広く一般の人に見られる

思考パターン」と述べました。

しかしこうして特徴を並べてみると、「超まじめで優秀な組織人」といったイメージはありませんか？

精神医学的には問題の多い「不適応思考」ですが、企業から見たらじつは非常に「適応的」で、「ぜひ我が社にほしい」と言われる人に、こういう思考の持ち主が多いのです。

たとえば、「職場の雰囲気が悪いのは、自分のせい」だと思い込むのは、責任感の表れです。完璧主義や「こうあるべき」思考の強さは、それだけ高い理想を持っていることの裏返し。経営者が大きな仕事を任せたいと思うのは、こういう人たちです。いわば、高田純次さんのような「テキトー」なキャラクターの正反対。上司の言うことも、なんでも素直に聞いてくれそうな人です。

終身雇用、年功序列の時代には、不適応思考をするようなタイプはむしろ適応的だったのです。そのほうが、企業が用意する出世ルートにも乗りやすく、「こうあるべき」で頑張るほどに報われました。

でも時代は変わりました。不適応思考のまま、ストレスで心身の不調を崩すほど頑張っても、企業は報いてはくれません。ならば、考え方も時代にあわせて変えるべきです。「こうあるべき」思考より、「テキトー」のほうが、ストレスから逃れることができます。リモートワークで問題なく仕事が回っているのに、今も「出社するべき」「営業は客先を訪問するべき」と考える人がたくさんいます。

コロナ禍は、これまでの当たり前を疑ういい機会かもしれません。自分がどんな不適応思考を持っているのか、知ってみるチャンスとも言えます。

「自覚すること」が、不適応思考を抜け出す第一歩

それでは、どうしたら不適応思考を変えられるのでしょうか。

本章冒頭で、私は「自覚することが不適応思考を抜け出すための第一歩であり、もっとも重要なこと」だと書きました。うつ病の人がこれを1人でやるのは難しいため、私たち精神科医のカウンセリングが必要になるのですが、そこまで症状が重くない人であれば、「メタ認知」を使いましょう。

メタ認知とは、自分を客観的に見つめて、「自分の認知パターンを認知する」ことをいいます。メタ認知が上手な人は、自分が置かれている立場や状況、感情などを正確に把握し、「いま、自分は二分割思考にとらわれているぞ」「白でも黒でもない、グレーな領域にも目を向けたほうが良さそうだ」とか「自分1人でこの仕事を背負い込まないといけない、と思い込んでいないか？」「上司や部下の意見を聞いてみよう」などと、認知の歪みを調整できるのです。

メタ認知は、意識的に働かせようとしない限り、働かない能力でもあります。そのため「メタ認知は能力ではなく態度だ」という専門家もいます。また多くの認知心理学の教科書では、「メタ認知を働かせる」という表現を使います。

具体的には、メタ認知は「自省する態度」から始まります。

本章では、不適応思考のパターンをいくつか挙げました。そこで自分に当てはまるかどうか、モニタリングした人も多いと思います。いわば「メタ認知的なモニタリング」です。

かつては、こうしてモニタリングをし、自分自身に対する知識を増やすことが重要だとされてきました。しかし最近の考えでは、その知識を使って、自分の行動をコントロールすることこそが、メタ認知でもっとも重要な点だと考えられています。

これを「メタ認知的活動」といいます。

まずメタ認知的モニタリングをして、自分は「こうあるべき思考」に陥ってないか、「二分割思考」に陥ってないかと振り返ります。その次は、メタ認知的コントロールです。「自分は二分割思考をしていて、グレーの部分がない。ほかの選択肢も考えてみよう」。この一連の作業がメタ認知的活動なのです。

従来、メタ認知というと「自分のことを自分でみる」と説明されることが多かったのですが、これだと今は言い足りません。

「自分は、上司の発言を素直に信じすぎるところがある」と自覚しているだけでは、メタ認知を十分に活用できているとは言えません。そこで「今度は上司の発言内容を一度疑ってみよう」「同僚の意見もとりいれて、比較してみよう」といった具体的な行動につなげてはじめて、「メタ認知を実践した」と言えるのです。

「思考のおかしさ」を自覚したら、行動を修正する

とはいえ、自分で自分を顧みて、「ここがおかしい」とは思いたくないものです。

また、学歴が高い人や、仕事で成功を収めてきた人は、そうした過去の経験に縛られたり、「おれは頭がいいから間違えるはずがない」と勘違いしたり、「おれは社長なんだから、何をやっても大丈夫だ」と思い、メタ認知を軽んじます。

ここで大切になるのは、「習慣化」です。

いつもメタ認知を働かせていると消耗するかもしれませんが、せめて大事なことを決断するさいには、意識してメタ認知を働かせる習慣を持ちたいものです。メタ認知的なモニタリングと、メタ認知的な活動で、不適応思考による大きなミスは避けられます。

私も、これまでに何度となくメタ認知に助けられてきました。

幸か不幸か、私は売れっ子作家になったこともなければ、テレビの世界のスターになったこともありません。ただ、唯一いばれることがあるとするなら、27歳から本を書き続け

て、これまで700~800冊の本を出し続けてきたことです。少ない年でも、20冊です。こういう作家は、あまりいません。これは、メタ認知を使うことで、「大失敗」を避けてきたからできたことだと思っています。

ユニクロの柳井正会長が『一勝九敗』(新潮社)という本を出していますが、仮に9敗してても小さい負けならば勝負を続けられますし、1勝が大きければ、それだけで大金持ちです。

メタ認知を使って負けを小さくしながら、トライ&エラーを繰り返していれば、時折、大きな1勝が舞い込むものです。不適応思考に陥ったがための大失敗を避けるために、メタ認知は非常に強力な手段と言っていいでしょう。

第5章

「脳の錯覚」から自由になってラクに生きるヒント

「やってみなきゃわからない」が、人生を面白くする

最終章では、「脳の錯覚」から抜け出すためのヒントを紹介します。

自分が持っているスキーマを自覚し、「こうあるべき」をやめるための習慣を、いくつか提案します。

小さな習慣を数多く集めているのは、人によって効くもの、効かないものがどうしてもあるからです。万人に対して「これさえやればうまくいく」と太鼓判を押せるような習慣はありません。3つでも4つでも、ここから自分に合うものが見つかればOKとしてください。

1つ試して効果がなくても、そこで諦めず、次を試してください。うまくいかなければまた次に。そうして、あらゆる可能性を試すマインドさえあれば、得られるものはいくらでもあります。また最後には、自分にとってベストな習慣にたどり着けるはずです。

そんな風に「やってみなければわからない」とする姿勢こそ、スキーマの縛りを解くた

めに一番大切なことであり、人生を面白くするコツでもあります。

心の治療はとくにそうですが、医療の世界にも「これで絶対治る」と約束できるような正解は、残念ながらありません。でも、試せることはたくさんありますし、どれが効くかは、やってみないとわかりません。

ですから、精神科医を名医とヤブ医者にわけるなら、「試す方法をたくさん持っているかどうか」が大きな違いです。薬の選び方がうまい、カウンセリングが上手、という要素もありますが、なにより、あれこれ試行錯誤ができる医者が、名医なのです。

「このひとはかくあるべし思考が強いから、森田療法を試してみよう」

「森田療法はうまくいかなかった。認知療法ならどうかな」

これがダメならあれ、あれがダメだったらそれと、いろいろ試しているうちに、患者に合った治療法を見つけていきます。名医とは、「やってみなければわからない」を実践できる医者のことをいうのです。

裏を返せば、医者自身が「こうあるべき」思考が強く、1つの治療法にこだわりが強いようだと、困ります。

実際、医者のなかにも「この薬を飲めば治る」「生活態度をこう改めれば治る」と言い切り、疑わない医者がいます。それを信じる患者さんに囲まれ、まるで宗教の教祖様のようです。それで治療効果が出るケースもあるので、全面的に否定する気もありませんが、一般論からいえば、頭が柔軟でないと医者は務まらないと思います。

なので私も、「この習慣さえつければ、絶対、脳の錯覚を抜け出せる」とは言わないことにします（笑）。

読者の皆さんにお願いしたいのは、「これ合わないな」と思ったら、そこで我慢せず、次を試すこと。そして、「やってみなければわからない」の姿勢で、人生を楽しむことです。

ヒント1 テレビは「ボケ」、自分は「ツッコミ」

私の両親は、テレビに向かって悪態をつくのが習慣でした。

「勉強ばかりしていると人間的に問題がある子が育つ」というコメントが流れてくると、親は「まともに信じたらバカを見るで。学歴はあったほうがいいに決まってるやないか。その証拠に、お前の通ってる塾にもテレビ局の子がいるやろ?」とツッコミを入れるのです。我が家ではそれが日常の光景でした。

私も、テレビはイチャモンをつけながら観ることにしています。

なにしろ、テレビがスキーマを刷り込んでくる力は、強力無比です。

テレビに対して無防備でいると「こうするべき、ああするべき」「これもダメ、あれもダメ」と刷り込まれるばかりで、人生が窮屈になる一方です。メタ認知的なモニタリングで「自分はメディアの影響を受けすぎている」「コロナ不安を煽る番組ばかりで、いつも不安を感じている」と自覚できているなら、刷り込みの供給源であるテレビやSNSを思い切って遮断するのもいいと思います。

テレビを見てもいいですが、そのときは必ず「疑いながら」視聴しましょう。自分がツッコミならテレビはボケ。ボケの言うことをまともに信じるから、おかしなことになるのです。

ヒント2 事件の加害者の「弁護人」をしてみる

「テレビに反論する」のもいいと思います。

白と黒、善と悪をはっきり分ける二分割思考を押しつけてくるのがテレビのやり口ですが、たとえばそこで、「悪」の側を擁護してみるのです。

これにより、二分割思考から抜け出し、グレーゾーンを許容する態度を養います。

たとえば「自分があの大事件の犯人を弁護するなら」と考えてみる。

テレビは、犯罪者の極悪非道ぶりばかりを報じますが、弁護人はそれを疑うのが仕事です。弁護人の目で事件を眺めると、犯人は経済的に困窮していた、毒親に育てられた、いじめにあった、精神疾患で通院していたといった、情状酌量する余地を見つけられるかもしれません。あるいは、目撃証言が一致しているのは、じつは警察の誘導の可能性が高いのではないか、などと考えてみることもできます。

そうやって、善と悪のあいだにある「グレーゾーン」に目を向ける練習をするのです。

だからといって犯罪が許されるわけではもちろんありませんが、グレーゾーンに目を向ける習慣を身につけると、「世の中には１００％の善も、１００％の悪もない」という発想にたどり着けます。

そういうスタンスで見てみれば、きっと、不倫騒動で謹慎中の芸能人も、コロナ対策で後手後手の首相も、弁護できる余地はあるはずです。

ヒント3　あれこれ考えるなら、「紙の上」で

ストレスを感じ、イヤな考えが頭の中をぐるぐる回っているときは、紙に書き出すか、スマホのメモ機能に残しましょう。

これは、悩みをいったん頭から外に取り出すイメージです。

頭のなかだけで考えていると、どうしても不安が不安を呼び、「こうに決まっている、こうに違いない」という思い込みにとらわれてしまいます。

そこで紙に考えを書き出すと、脳の負担が軽くなり、「別の考え方もできるかな？」と冷静に検討する余裕も出てきます。

何をどう書くかは、いくつかのやり方があります。

1つには、将来のことが不安なら「これからどんなことが起こりそうか、シナリオを書けるだけぜんぶ書いてみる」というやり方です。

例えば、リストラにあい、再就職にも苦労している状況だと「このままでは家計が破綻する」「一生再就職できっこない」といった、極端に悪いシナリオばかりが思い浮かぶかもしれません。

それも全部、書き出してみましょう。良いシナリオも、悪いシナリオも等しく目の前に並べてみるのです。

こうすると、ほかのシナリオとも比較しやすくなり「家計が破綻するというのは言い過ぎかも」「次の面接も決まってるし、できることはたくさん残ってるな」などと、わかります。

彼女からLINEの返信がなく「あいつはおれを見限るにちがいない」「ほかの男と今デートしてるのかも」と心配でならないときも、同じです。

紙に書き出してみれば「さすがに考えすぎ」「彼女も今、忙しい時期だと言ってたし」「夜にまた連絡してみよう」と考える余裕が出てくる。あれもある、これもあると、さまざまな可能性を検討できるようになります。

理想的には、ふだんから「書き出す」習慣があるといいのです。心配ごとがあり、不安が少し膨らんできた、そういう早めの段階で書き出すと、メタ認知がうまく働きます。裏を返すと、うつ状態になってからでは遅いのです。ネガティブな感情が強すぎたり、本当にうつ病になってからでは、悲観的なことしか書き出せないかもしれません。

ですからこれは、治療ではなく予防と考えましょう。ストレスをそれ以上強くしないため、ストレスがたまりにくくするための習慣です。

ヒント4　「出来事→感情→思考」のログをとる

認知療法の一環で、自動思考を矯正するために使用している「ＤＴＲ（Dysfunctional Thought Record, 非適応的な思考の記録）」という手法があります。このなかで一番簡素な、

「3つのコラム法」を紹介しましょう。

3つのコラム法では、「そのとき起きたこと（状況）」と「そのとき感じたこと（感情）」「そのとき考えたこと（自動思考）」の3つを記録していきます。

「今日はこんなことを言われた」「そのとき、こんなことを感じた」「そして、こんな風に考えた」と、日記がわりの習慣にできるといいでしょう。

書かれたことをあとで見返すと、自分の思考パターンがいかに感情に左右されているか、自覚できます。また、意識して思考パターンを矯正することにもつながります。「その時考えたこと」が別の日と同じ内容だったら、「これは私に独特の、自動思考かもしれない」ということになります。

普通の日記をつけるよりも、こうして書くことを3つに決めておくほうが迷いませんし、後から見返した時、ほかの日と比較がしやすかったりします。

そのとき考えたことに対し、「どの程度、確信があるか」について、0から100%評価するのもいいでしょう。

「上司に叱られるに違いない」、「休んだら仕事をクビになる」とそのときは１００％信じ込んでいた内容でも、いざ書き出してから評価をしてみると、「さすがに１００％はないな、70％ぐらいかな」「クビは考え過ぎだな、あっても１％ぐらいの確率だろう」などと冷静になれるのです。

これは「曖昧さ耐性」をつける習慣にもなります。

たとえば「職場はみんな敵だ、許さない」と、白黒思考で苦しんでいるときは、「いい人度」で点数をつけてみてもいいでしょう。「Aさんは80点くらい、いい人。Bさんは50点ぐらい。でも、Cさんは20点。Dさんは6点ぐらいかな…」

すると、敵といっても0点ではないこと、いいところもあることに気づき、「完全な敵などいない」ということが、実感できます。

ヒント5　「極端な考えの人」に会いにいく

脳の錯覚を治すとは、つまり「自分のスキーマをぶち壊す」ということでもあります。

そのために、自分とは違う意見、暴論、極論に触れる癖をつけておきましょう。すると、「そんな考え方もある、あんな考え方もある」と自然に思えるようになります。自分のスキーマがゆるむのです。

かつて〝ミスター円〟と言われるほど優秀な大蔵省財務官だった経済学者の榊原英資《さかきばらえいすけ》さんは、アメリカに行くたびに、一番楽観的なエコノミストと、一番悲観的なエコノミストに会って話を聞くそうです。

なぜそんなことをするかというと、両極端な意見に触れると、経済予測の振れ幅がわかるからです。

「日経平均がどんなに上がっても5万円かな」

「どんなに下がっても1万円だろう」

専門のエコノミストの意見ですから、数字こそ違っても、その裏にはきちんとした根拠と理屈があります。それでもこれだけの振れ幅が生じるのですから「これが絶対正しい」とは言えません。しかし、おそらくはこの幅のなかには収まるだろう、ということがわかります。ですからその範囲内で対応を考えれば、財務官としてたいていのことではパニックになりません。

身の回りにいるのは常識人ばかりで、極論に触れる機会が作れないというなら、本を利用しましょう。

同じテーマで正反対の意見を語っている本を買い、どちらも読んでみるのです。例えば、私はコロナ自粛反対論者ですが、コロナ自粛肯定論者の本と読み比べたら、読者にはまた違う発見があるに違いありません。

ヒント6　カチンときても受け入れてみる

先の「極論の持ち主に会いに行く」は、じつは諸刃《もろは》の剣です。極論を聞くということは、自分が信じてきたスキーマを、壊されそうになるのだから、人間は不安になるし、カチンとくることもあります。さきほどの榊原さんのように、極論を柔軟に受け入れられるような人は、じつはなかなか少ないもの。

しかも、議論に慣れた欧米人と違って、「君の意見は違うと思う」などと言って批判しあう習慣もない日本人。「こうあるべき」がガチガチの日本人には、あまりにも極端な意見や、反対意見を受け入れることは、とても難しいことでしょう。

養老孟司さんが「話せばわかるは大嘘」と『バカの壁』に書いていましたが、まったく同感です。

自分自身の価値観を真っ向から否定されて、不愉快にならない人間はいません。

でも、スキーマを刺激されてカチンとくるようなことがあっても、「これは自分のスキーマをぶち壊すための訓練なんだ」と思うようにしましょう。

どんな相手の意見にも、かならず一理あるはずです。これをはねのけてしまうのは、自分の考えを絶対視する態度。それでは「こうあるべき」思考に逆戻りです。

そういうとき私は、「それもそうだな」と思うようにしています。

カチンときても、そこではすぐに反論せず、「それもそうだな」と相手の意見を受け入れてみる。すると案外、新しい視点が得られるものですよ。

スキーマが破壊された先には、もっとラクに生きられる人生が待っています。ぐっとこらえてみましょう。

ヒント７　ＳＮＳで「異端の仲間」を集める

私自身、よく極論を主張するので、普段は相手を選んで話しています。異論反論があるのはいいのですが、少なくとも、私が過激なことを言っても尊重してくれる人、頭ごなしに否定しないでくれる人でないと、議論ができないからです。

そんな風に、「異端の意見」を受け入れてくれる仲間は、とても貴重です。「こうあるべき」から離れて、自由な議論ができます。


問題は、そういう相手をどこで探してくるかですが、私はＳＮＳを活用するべきだと思っています。ＳＮＳを、「異端の仲間」を探すために使うのです。

これは、通常のＳＮＳの使い方とは対照的かもしれません。

ＳＮＳ上で「いいね！」を集めようと思うと、誰もが気に入る無難な投稿、常識的な投稿に偏りがちです。つまり、ＳＮＳが「マジョリティの意見を知るための道具」「みんなに好かれるための道具」になってしまう。個人的には、これではつまらないと思います。

むしろ、異端な意見を投げかけ、「じつは私もそう思っていたんです…」と賛同してくれる希少な人を見つけるために、SNSを使ってみてはどうでしょうか？

SNSを通じて多くの人の目に届けば、「相続税100％に、私も賛成です」「私も新型コロナはビビりすぎだと思う…」など、異端な意見に賛同してくれる人が、きっと見つかるはずです。

反面、炎上するリスクは否定できませんが、そんなことを恐れてはいけません。炎上するほど、目に止めてくれる人は増えますし、そうすれば、どんなに過激な意見にも100人に1人ぐらいは賛同してくれます。

芸能人の不倫スキャンダルがあれば、非難する意見がSNS上に殺到します。でもそこで右にならえをするのではなく、あえて肯定的なことを書いてみる。すると、「いいね！」をつける人が、まれにいる。

異端の仲間は、そのようにして見つけるのです。

ヒント8 「できないものはできない」と割り切る

私自身は、ひねくれ者、嫌われ者の人生を歩んできました。メタ認知的なモニタリングにより、「自分は人と合わせるのが苦手な人間なんだ」とわかっています。

医学部に進学したのも、「嫌われて仲間はずれになっても、食べていける仕事を探そう」と思ったからです。人によっては「人に合わせる能力を磨かないといけない」と努力するのかもしれませんが、私はそんなことをしても、状況が変わるとは思えませんでした。

しかし自分が勉強さえすれば、医学部には入れるのです。組織に属していないおかげもありますが「年をとるほど、嫌いな人に合わせるより、好きな人とだけ付き合っていればいいいじゃないか」という思いが強くなっています。

私は「こうしないといけない」という思いで苦しむよりも、できないものはできないと割り切り、得意分野を伸ばせばいいと考えています。

本も「全部読まないといけない」とは思わず、必要なところしか読みません。目次をパラパラめくり、面白そうな見出しのところだけ読むこともあります。

ヒント9 「負けた後の方策」を準備しておく

悪いことが起きないよう「予防」に熱心になるのが日本人は好きです。

結果として「予防してるんだから、悪いことが起きるはずがない」というスキーマが強くなります。すると実際に悪いことが起きたときの備えに頭が回らず、いざというときに大きなストレスを抱えます。

いわば「うまい負け方を知らない」のが日本人の特徴とも言えます。

逆に、「うまい負け方」を知っている人は、負けたあとの方策を考えています。「次善の策」を選び、またすぐに前へ進めるのです。

私の著書には、しばしば妻が登場します。妻と私では、意見が大きく異なります。子育ての考え方も違いました。

妻は、学生時代は人気者、「勝ち組体質」で育ってきたせいか、子どもが学校で仲間外れにされているのを知ったとき、どうすればいいかわからず、パニックになりました。

いっぽう、いじめられっ子で育ってきた「負け組体質」の私は、「仲間はずれになるぐらいがちょうどいいんだ」と、落ち着いていられました。

ただし、仲間はずれのままでは辛いので、仲間はずれにならない世界を探そうと、中学の受験塾に通わせることにしました。今、上の子は弁護士として活躍し、下の子は医学部に通っています。私は仕事が忙しく、子どもたちに勉強を教える時間はとれませんでしたが、生き方や価値観は教えたつもりです。

過去に成功を積み重ねてきた人間ほど、負け知らずな人間ほど、自分はうまくいくのが当たり前だと思い込んでいます。受験で成功した人も、ビジネスで成功した人も、自分が一番正しいと思い込んでいます。でも、それだとうまくいかなかったとき、別の道を選べず、パニックになってしまいます。

これを避けるには、普段から「悪いことが起きたらどうするか」を考えておくことです。「負け」が襲ってきたとき、次善の策があれば、パニックにならずに済みます。

ヒント10　「人生は実験なんだ」と考える

昔、『受験は要領』（ゴマブックス）という本に、理科の実験の授業なんかに出る必要はない、そんな時間があるなら昼寝をするか、数学の答えでも覚えていろ、と書きました。

このときは、ケチョンケチョンに非難されたのですが、今も私の意見は変わりません。日本の理科の実験室で、実験精神がつくとはとても思えません。

なぜかというと、子どもにケガをさせないようにと、決められた手順で実験をやらせるだけだからです。

大学ですらそういうことが多いそうです。つまり実験する前から答えがわかっているわけで、これでは実験とは言えません。お料理教室と同じです。

「このやり方で成績が上がらないなら、このやり方で試してみよう」という経験こそが実験です。AでダメならB、BでダメならCとやるのが、実験なのです。

これができるなら、実験室である必要もありません。

煎《せん》じ詰めれば、生きることそのものが実験です。勉強のできない子が受験テクニックをあれこれ試してみたり、モテない人がモテるためにあれこれ試すのも実験です。実験室でやることだけが実験だと思っているのは、学校の先生だけで十分です。

人生は実験である――。そう思うと、思い込みを捨てて、新しいチャレンジをする勇気も湧いてこないでしょうか。

たまには失敗をすることもあるでしょう。でも失敗するのは構わない。大惨事にならない失敗の仕方を学べますし、失敗した後の対処の仕方も、学べるからです。

実験と思うからこそ、失敗に対する備えができるとも言えます。

「勝つに決まっている」のは実験ではないですし、負ける心づもりもしておく必要があるのです。

投資家もそうですが、「負けるつもりがない」まま投資をするのが一番危険です。いざ負けたときに、立ち直れないほどのダメージを負うからです。

恋愛で大やけどするのも同じ理屈です。フラれないと信じ込んでいるからこそ、フラれて大ショックを受けるのです。

「人生は実験なんだ」と思っておけば、そうそうショックは受けません。うまくいくかもしれないし、うまくいかないかもしれない。実験と考えるなら、あえて全財産をかけるようなマネもしないで済みます。

ただし、なんでもやってみろとは言いません。バクチと実験の区別がつかないと、大やけどをします。

ユニクロの柳井会長の本にあるように、人生は「一勝九敗」です。9敗しても、負けを小さく抑えられるなら大金持ちになれるかもしれない。逆に1敗でも、負けが大きければ、バブル崩壊時のお金持ちのように、破産しかねません。

「ここで負けたらこのぐらいのダメージを負う。これならリカバリーができる」といった損得計算を忘れないでおきましょう。

リカバリーできないほどダメージを負いかねないのが博打であり、リカバリーできるものが実験です。バクチまがいと言われがちな仮想通貨のビットコインも「これぐらいなら損してもOK」と思える額で手を出すなら、実験の範囲だと思います。

ヒント11 多少のリスクなら、怖がらない

試しに会社をサボってみる。好きな異性に声をかけてみる。上司に反論してみる。どんなことでも結構ですが、「失敗したらどうしよう」と足がすくんだときは「失敗したら、どんな損を被るか」を計算してみましょう。

リスクも計算ができている人は、思い切った実験ができます。「失敗してもこの程度か」と思うと、腹をくくれるのです。

「上司に反論する」のも、会社員にしてみれば1つの実験です。煙たがられるかもしれませんし、異動させられるかもしれません。嫌がらせをされるかもしれない。

それでも、就業規則に違反しているわけでもないですから、最悪でもクビにはならないでしょう。

それに、同じ上司のもとで一生働くわけでもないのです。「失敗しても、その程度の損」だと読んでいれば、あれこれ試す気になれるのです。

私が本をたくさん書くのも、実験の1つです。

私はこれまで700〜800冊の本を書き、そのなかにはベストセラーになった本もありますが、「この本は確実に売れる」と思って書いたことはほとんどありません。どの本も実験だと思って書いているからです。

親切心からなのか、「和田さんはたくさん本を書きすぎているから、大きく売れないんですよ」と言われたことがあります。

量よりも質を重視して、1冊1冊を丁寧に作れば売れるというのですが、私は「なるべく多く打席に立つ」ことでヒットを狙うタイプ。あまり売れなかった本もなかにはありますが、10万部、20万部のヒットにも2年に1度くらいは恵まれています。

人間は、成功体験があったり、学歴が高かったり、よく勉強している人ほど、自分の頭のなかで考えたことに縛られ、現実が正しく認識できなくなります。そのままでは、変わりゆく現実についていけません。実験して、試してみないことには、現実がわからないのです。

私が本を書くのもそのための実験です。自分が頭のなかで考えていることに、縛られたくないのです。

ヒント12　考えるより前に、まず行動してみる

「案ずるよりも産むがやすし」は、脱スキーマには欠かせない体験です。「こうあるべき」や「これはやってはいけない」といった１つの道に縛られていると、ストレスが強くなり、うつ病になりかねません。

かといって、ほかの道を選べるかというと、それも勇気がいります。スキーマから外れた生き方が怖いのです。「どうせ失敗する」と思ってしまうからです。

でも本当は「やってみないとわからないこと」が、日常にはたくさん転がっています。失敗するかもしれないと思って怖かったけど、やってみたら案外あっさりできた。そのときの喜びは、大変なものです。

精神療法の１つである認知行動療法の狙いは、そこにあります。実際に行動してみると、事前に心配していたことが本当に起きるのかどうか、わかります。

「電車に乗るとパニックになります。胸がバクバクして死にそうです。だから電車には乗

れません」という患者がいたら、私はこんな話をします。

「人間って心臓が1分止まっても死なないから。パニックが起きても1分で次の駅に着くような各駅停車に乗りなよ」

でもたいてい、心臓が止まることはありません。つまり、想像では死ぬはずだったのが実際には大丈夫だったという経験ができる。そこで患者も自分の思い込みに気が付くのです。

つまり行動ができないのは、思い込みが強いせいでもあります。

「人前に出ると顔が赤くなる」と思い込んでいる人は、頭のなかで「人前に出るとどんどん顔が赤くなっていき、みんなにバカにされる」という自分の姿を想像していることでしょう。治療者はそこで「バカにされてもいいような人の前に出てみたら?」などと言うのが役目です。

すると「先生に言われたからとりあえず人前に出てみました。思ったほど笑われませんでした」というような結果が出る。頭のなかで思っていたことは真実ではなかった、ということが、そこで患者も理解できるのです。

「告白してもフラれるに決まってるし、フラれたらうつになって寝込むと思います」とグジグジしている人がいたら、「うつになったら俺が診てやるから、とにかくやるだけやってみろ」と促します。

その患者の言う通りフラれる可能性のほうが高いかもしれませんが、フラれない可能性だって1%はあるかもしれません。実際にフラれても想定通りなわけですから、うつになるほどのショックではないかもしれません。万が一、本当にうつになったら、「失恋うつだから」と私が薬を出せばいいのです。

なにも行動しないまま、グジグジと好きな子のことばかり考えていたら、仕事だって手につきません。このように「やってみなければわからない」ことを、やる前に決めつけ、ストレスをためている人が多いのです。逆に、行動に少しでも移すと、ストレスは軽くなります。

これは患者さんの例ですが、一般の人たちにも応用が利きます。

ふくらむばかりの不安を止めるのは、得てして「行動」です。すると、自分の不安が、想像していたよりもずっと「当たらない」ものであることを学べるからです。
ですから、日常のなかでは、心に思ったことを行動に移したとき、その結果どうだったかということを、時々チェックしてみるといいでしょう。自分の不安が、想像していたよりもずっと当たらないものであったことを、実感できるはずです。

参考までに、やはり精神療法の1つである森田療法の「日記療法」をご紹介しておきます。

日記を書かせると、心配事がどんどんふくらんでいく人がいるのですが、森田療法では治療者が「また心配グセが始まりましたね」「これって本当に起こりそうですか」というようなことを指摘することになっています。

「心配ばかりしていても仕方がないので、とにかく会社には行くことにしました」と患者が書いたら、「その意気です」と勇気づけます。

この日記療法のポイントは、治療者の役割です。

患者さんは、心のなかにしかない出来事を、さも真実みたいに思い込んでいます。患者さんに限らず、不適応思考を抱えている人は、頭のなかにある考えのせいで、目に見える現実が歪んでいます。

精神科医は、それに対して「でも、それって本当に起こっていることじゃないですよね」とツッコミを入れる役目なのです。

そのうちに、患者さんの日記が、心のなかの出来事ではなく、「今日はこんなことをした」「あんなこともしました」と、実際の行動のことを書くようになってきたら回復してきた証拠。今度は褒めてあげるのです。

ヒント13　インプットから離れ、アウトプットする

『思考の整理学』（ちくま文庫）を著した外山滋比古《とやましげひこ》さんは、ある年齢からぴたっと本を読まなくなったそうです。そのかわりに、書いたり話したりと、アウトプットを心がけました。

この発想は大事です。本を読んで知識が増えるほどに賢くなるかというと、必ずしもそんなことはなく、むしろスキーマを強化する一方のこともあるからです。

それより、学んだことを咀嚼《そしゃく》し、ときにはスキーマを疑い、人に読んでもらえる論理的

な文章を書くなど、システム2的な思考ができる人のほうが、本来は賢いと言えます。それには、インプットよりも、アウトプットの時間が必要です。

年に1000冊の本を読む読書家がいたら、まわりの人たちは「きっと彼は賢いに違いない」と思うかもしれません。でも、その人が無口で、アウトプットをしない人だとしたら、本当に賢いのかどうか、わかりません。少なくとも海外では、どれだけアウトプットしたかで評価されます。

アウトプットする先は、ブログであれツイッターであれ、なんでもいいと思います。ただし前述の通り、「いいね!」狙いで当たり前のことを書こうとしないことです。異端呼ばわりされるのを覚悟で、発信してみましょう。

時折、「こんなもの誰が読むんだろう?」という持論を長々とブログにまとめている人を見かけます。140字の短文でまとめるツイッターの時代にはなじみませんが、私はそのほうがいいと思います。内容が面白いとは限りませんが、常識に縛られないその態度がいいのです。

ただ、これは微妙なさじ加減なのですが、あえて極論ばかり言おうとするのは、やりすぎです。

なんでもかんでもスキーマを壊して回ったら、人々とのあいだにある共通言語を失い、「あいつは頭がおかしくなった」と言われかねません。

スキーマを壊すのは、それが原因で不適応を起こしているとき、ストレスがたまっているときぐらいでいいのです。

私だって、過剰な発言を許されているのは、それが「時々」だからですし、基本的には社会人としてまじめに働いているからだと思います。

世に「変人」と言われる人でも、ほとんどの人はちゃんと日本語でコミュニケーションがとれます。会話の5割ぐらいが「変」とされる高田純次さんでさえ、ジュエリーデザイナーとしてサラリーマンをしていた経験があり、社会人としてのベースをしっかりお持ちです。

奇抜なことをいおうと、気負う必要はありません。時折、「常識人として振る舞わなくちゃ」「正しいことを言わなくちゃ」をやめれば、それで十分だと思います。

ヒント14 悩んだら散歩にでるか、寝てしまう

ある経済学者は原稿執筆に行き詰まったら、そこで無理に続けようとせず、いったん散歩に出かけるそうです。

そうして無心に身体を動かしていると、頭が活性化し、机の前では思いもよらなかった発想が頭に降りてくるのだとか。

彼のように賢い人は、自分が書くものに対して「このレベルはクリアしなければならない」という要求水準が高いのだと思います。だからこそ質の高い文章を書ける反面、「いい加減なことは書けない」というプレッシャーも相当なはずです。

そこで意図的に「何も考えない」時間を作り、スキーマから抜け出そうとしているのかもしれません。身体を動かしていると、「こうあるべき」という頭のなかの縛りもゆるんでいくものです。

精神科医の立場からは、日光を浴びる効果を指摘しておきます。

外を歩いて日光を浴びると、セロトニンという脳内物質が分泌されます。セロトニンは「幸せホルモン」とも呼ばれているのですが、セロトニンが減ると、うつになりやすいと言われています。

今日本人は、コロナ自粛のせいで、陽にあたる時間が減り、セロトニンが出ないので、うつになりやすい状態にあると考えられます。散歩をする習慣にも、頭をからっぽにする効用のみならず、太陽にあたってセロトニンの分泌を良くし、うつを防ぐ効果が期待できます。

「煮詰まったら、思い切って寝てしまう」という人もいます。

たしかに睡眠にも、同じ効果があるのです。私自身、一番大切にしている習慣は昼寝です。自宅にいるときは、毎日昼間の1～3時の1時間くらい、昼寝にあてています。スムーズに眠りにつけるよう、昼食には必ずワインを飲むようにしています。

これには休憩の意味もあるのですが、睡眠中に記憶が整理されるのか、起きてからいいアイデアが出てくることが、しばしばあるのです。なので私は昼寝を邪魔されると、機嫌が悪くなります。その時間に電話がかかってくると、いかにも不愉快そうに対応してしまうことがあり、申し訳なく思います。

テレワークが普及し、時間の使い方が自由になっているおかげで、ほかの人にも昼寝をおすすめしやすくなっています。サボるためではありません。それが仕事のパフォーマンスを上げるからです。また思い詰めたり、不安がふくらんだりしたときも、思い切って寝てしまうのが手です。


余談ですが、大学受験も「寝る子は受かる」と言われます。

かつては「四当五落」といわれ、「4時間しか寝ない子は受かる。5時間以上寝ると落ちる」と受験生たちは脅されたものです。過酷な受験競争を論じる際にもやり玉に上がりました。

ところがその後、ある教授が東大合格者の受験生時代の睡眠時間を調査したところ、結果は平均8・5時間と出ました。

つまり、四当五落はウソ。正確には、8・5時間寝ていれば受かり、5時間しか寝てないと頭がちゃんと働かないので落ちる、とするべきでした。

ヒント15　「本業」とは別に、何か活動の場を持つ

日本では、多趣味な人や、副業をいくつもしている人が、軽んじられる傾向があります。

私もまた、本業以外にさまざまな活動をしている1人です。さきほど話したような本の執筆だけではありません。本業のかたわらで映画を撮り、これまで4つの作品で、海外の映画賞を12とっています。

それでいて、精神分析の世界で、英文の論文が専門誌に掲載された日本人の医者は、私を含めて3人だけ。それなのに「ほかの仕事をしているから」という理由で、精神科医として手を抜いていると、よく批判されます。

「本業をおろそかにする、いい加減な人間」というイメージがついているせいでしょう。専門としている領域でほかの医者に負けている気はしないのですが、どうしても片手間でやっていると思われがちです。

このように「その道一筋」とほめそやすのは、日本人特有の価値観です。医療の世界で

もそうですし、映画の世界でも、私は異業種監督あつかいされて、日本ではほとんど評価されません。

対照的に、外国の映画祭で、「精神科医をしながら、映画監督をやっている」と言えば、むしろ興味を持ってもらえます。日本とは大違いです。

そういえば、北野武さんも、ビートたけしとして芸人をやりながら、映画監督をしています。武さんですら、海外で賞をとるまで日本国内ではほとんど評価されませんでした。それが予想できていたからでしょう、武さんは海外の映画祭にどんどん出品しました。海外で賞をとらない限り、頭の固い日本の映画評論家には評価されないとわかっていたのでしょう。

私は、さまざまな活動をしているほうが、視野が広がり、本業にも役に立つと思っています。また、ほかの活動をしているから、精神科医の仕事がルーティンにならずに済んでいて、面白いと感じています。活動にメリハリがつくのです。

私のまわりを見ても「できる医者」ほど、多趣味な傾向があるように思います。「趣味のせいで本業が手抜きなのでは」と疑われがちですが、実態は逆です。ジャズピアノの腕前がプロ並みの医者が、名医と謳《うた》われていたりします。

自分が持っているスキーマを自覚できるのも、本業以外の活動をするメリットです。私自身、映画監督をやってみないとできなかった体験も、たくさんあります。

例えば「頭を下げる」体験です。よほどの売れっ子やメジャー監督は別にして、たくさんの人に頭を下げてお金を集めなければ、映画は作れません。

普段は医者として患者さんに頭を下げてもらえる立場ですが、自分がペコペコする立場になってみて、人の心がより理解できた気がします。選挙のときしか頭を下げない日本の政治家では、庶民の気持ちはわからないだろうと思います。

なので、メジャーリーグの大谷翔平選手が、二刀流をやるのも私は賛成です。「どちらかに専念しろ」という声がいまだに根強く聞かれますが、ピッチャーをすることでバッターの「こうあるべき」が外れ、バッターをすることでピッチャーの「こうあるべき」が外れます。

おかげで、ピッチャーをするときにバッターの心理が読みやすく、バッターをするときピッチャーの心理を読みやすくなっているはず。バッターだけ、ピッチャーだけやっていては得難い経験です。

ヒント16 まったく違う環境に身を置く

人は、自分が置かれている環境からも、日常的にスキーマを刷り込まれています。これを逆手にとる方法があります。普段とは違う環境にあえて身を置き、自分のスキーマを見直すきっかけとするのです。

企業に長年勤めた人が、定年後にボランティアに関わると、そのような体験をすると言います。

ボランティアに参加している人たちは上下関係がなく、「上司と部下」の関係に慣れている人は面食らいます。お給料も出ませんが、しかし目の前にはやるべきことがたくさんあります。このような環境に身を置いてみると、それまで自分が当たり前に思っていた会社のなかのルールというものが、いかに限定的なものかわかった、というのです。

海外留学も代表的なものです。

私は31歳から34歳までアメリカのカンザス州に留学しました。

幸か不幸か、私は27歳で本がベストセラーになり、その上、医者でもありましたから、日本国内ではもう「先生、先生」と言われて、いい思いをしていました。

ところが、カンザス州での私は、言葉の通じないただのアジア人です。当時のカンザス州にはほとんどアジア人がいませんでした。

特にびっくりしたのは、カリフォルニアでは十分通用した私の英語が、カンザス州ではさっぱり通じなかったこと。「thank you」のthの発音がsに聞こえるのが、カンザスではものすごく不気味らしいのです。このときは、ラテン系の人が言うように「タンキュー」と発音したほうが通じました。

こんなことは、カンザスに留学しなければ体験しなかったことです。もしかしたら「自分は英語ができる」と思い込んだまま、しばらく生きていたかもしれません。

海外に出ることで、これまで私のなかにあったスキーマが、１つ崩れたのです。

今こうして医者として活動しているあいだにも、私は医者としての思考フレームを刷り込まれています。それ自体は、避けられないことです。しかし、時折そのフレームの外に出てみることも、大切だと思っています。

私も60歳を超えて、最近よく病院にかかるようになりました。医療サービスを提供する側から、サービスを受ける側になってみて初めて思うことが、たくさんあります。胃カメラをのんだり、大腸カメラを入れられたり、待合室で長時間待たされたり、ひどい処置をされたりすると、これが患者さんの気持ちだったのか、と反省するのです。

胃カメラを入れられる際に「苦しくないですからね、苦しいと思うと余計に苦しくなりますからね」と言われたときは「ふざけるな、自分が受けてみろ」と言いたくなりました。でも、私の患者さんも、同じように不満を持っていたのかもしれない、とも思うのです。

ボランティアをしろ、留学をしろ、というのは誰にでもできることではありませんが、ちょっと違う立場から今の自分を眺められたら、それでいいのです。それだけで、自分がどれだけ多くのスキーマで縛られていたか、実感します。

たとえば、消費者として、自分の会社を眺めてみる、というのはどうでしょう。

日本人はオフとオンの使い分けが下手だとよく言われます。「会社人間」とはそのとおりで、オフの時間まで仕事のことを考えてはいないでしょうか。これでは、生産者としての声しか持てず、消費者の生の声に触れられる機会がありません。

今必要なのは、「消費者としての意見を、会社のために利用する」視点だと思います。仕事をしているときは生産者ですが、オフの時間は消費者になる。その「消費者としての目」で会社を見てみるのです。すると、「デザインはいいんだけど、小さい子どもがいる家だと使いにくい」「女性向けを謳ってるけど、私はもっとこうしてほしいな」などと、生産者の視点からはわからなかった、消費者のニーズが見えてくるかもしれません。

ヒント17　「誰が言ったか」より、データを重んじる

肩書きを持つ人の意見はすべて正しいとする「属人思考」を、第4章で紹介しました。意見の中身に目が向かわず、「偉い先生が言っていることだから」と、妄信するような思考です。肩書きが持つ「権威」のために、判断がゆがんでしまいます。「何を言ったか」

よりも、「誰が言ったか」を優先してしまっているのです。

しかし、権威のある学者が、門外漢の分野で間違った発言をすることもありますし、また素人が、正しい意見を口にすることもあります。


正しい判断をするためには、「誰が言ったか」はいったん脇に置いて、意見の内容を吟味しなければいけません。

これが第4章で説明した「属事思考」です。統計データをちゃんと調べることや、その分野の専門家の意見を仰いだりして、事実の裏付けをとる習慣をつけましょう。偉い学者が「コレステロール値を下げましょう」と主張していても、データが「コレステロール値が高いほうが長生きできる」と示していたら、データのほうを重視しましょう。

属人思考が危険なのは、「偉い人が言ったから」というだけで、その内容を検証せずに、鵜呑みにしてしまうからです。

〈天は人の上に人を造らず人の下に人を造らず――〉

これは福沢諭吉が『学問のすゝめ』に書いた言葉だと、日本人なら誰でも知っています。

そして、「万人はみな平等なのだよ」と、偉い福沢諭吉先生が説いたものだと信じられています。

しかし、この言葉の真の意味を知る人は、ほとんどいません。「属事思考」を採用するなら、諭吉が言いたいことの真意を知らなくてはいけません。

正確に『学問のすゝめ』の巻頭言を読むと、こう書かれています。

〈「天は人の上に人を造らず人の下に人を造らず」と言えり。〉

「と言えり。」がついています。つまり「そういう建前である」ということです。さらにこう続きます。

〈されども今、広くこの人間世界を見渡すに、かしこき人あり、おろかなる人あり、貧しきもあり、富めるもあり、貴人もあり、下人もありて、その有様雲と泥との相違あるに似たるはなんぞや。その次第はなはだ明らかなり。〉

つまり、「万人は平等なんて言われているけど、雲と泥のように差がついてるじゃないか」と。さらに、こう続きます。

〈人民もし暴政を避けんと欲せば、速やかに学問に志し自ら才徳を高くして、政府と相対し同位同等の地位に登らざるべからず。〉

すなわち諭吉は、「勉強をしないと、政府や偉い人にいいように利用されるよ」と忠告しているのです。

属人思考で話を聞くと、その人の話す内容までおろそかになってしまいます。属事思考で、「いったい何を伝えたいのかを聞く」という姿勢が大事です。

ただし付け加えておくと、属人思考の強い日本人が多いですから、あえて偉い人の言葉であることを強調して伝えたほうが、効果的な場面もあります。偉い人の言葉を引用することで、自説の説得力を補強する、という効果です。

つまり、「私はこうしたほうがいいと思う」よりも「ニーチェもこう言っている」のほうが、日本人には響くわけです。

ところが私は、昔からどうも、人の名前を覚えるのが苦手なのです。その人が何を言ったか、いつ会ったか、何をしたかはよく覚えられるのですが、名前が出てきません。ですから、偉い人の発言を引用するさいも、困ったことがあります。

〈**金持ちが戦争を起こし、貧乏人が死ぬ**〉

20世紀フランスの哲学者、ジャン・ポール・サルトルの発言として知られているのですが、インタビュー中にこの言葉を引用したとき、「サルトル」の名前がぱっと思い出せず、「偉い学者が…」とお茶を濁しました。しかし「偉い学者が言った」では、取材相手は「ふーん、そうですか」でおしまい。ここで「…と、サルトルが言っていますよね」ときちんと出せると、なかなかインテリ風に聞こえるのですが。

ヒント18 プロセス重視よりパフォーマンス重視

日本人はまじめな思考のせいか、結果よりもプロセスを重んじます。だから、発言しない人がいても「会議は全員出席」にこだわろうとします。

私が、先に答えを丸暗記してしまうようすすめた、和田式受験勉強法の本を書いたときも、「死ぬ思いで解こうと努力するから、思考力がつくんだ」という批判がありました。

しかし、さっぱり解けないまま、1時間、2時間とムダにするぐらいなら、答えを先にみて「ああ、こうやって解くのか」と理解したほうがいい。プロセスよりも、パフォーマンスを重視する主義です。

結果さえ出れば、プロセスはどんな選択をしてもいい。そう考えると、ラクな気持ちになります。

スポーツの世界も、パフォーマンス重視になってきました。昔みたいに、ウサギ跳びさせたり、練習中は水を飲まないなんて習慣もなくなりました。パフォーマンスにつながらなければ、努力も根性も無意味です。

ところが、いまだにプロセス重視なのが、勉強の世界です。がんばって、努力して、答えを出す。私みたいに、「最初から答えを暗記すればいい」「試験に出ない問題なんか解かなくていい」と言うと、教育界から「それは反則だ」と非難されます。

うまくいかないのに、1つのプロセスにこだわり続けていては、結果が出ないまま消耗していくばかりです。現実に脳科学では、必死で考えているときには、じつはほとんど脳が働いていないことが明らかになっています。『巨人の星』の星飛雄馬《ひゅうま》のように、昭和時代の「ド根性」の勉強法はどうかと思います。

パフォーマンス主義なら、Aでうまくいかなければ B にすればいい、それもダメならCというやり方もあるぞ、と、気楽に構えていられます。一つのやり方がうまくいかなくて、自分を追い詰めることもありません。

恋愛も同じかもしれません。一度振られても、アプローチを変えてみたら、違う結果になる可能性は高まります。

かつて『101回目のプロポーズ』という恋愛ドラマがありました。サエない中年男が101回目のプロポーズでついに結婚できたという話ですが、私としては、それまでの100回、アプローチのやり方を変えたり工夫したりしたかどうか、気になります。一つのやり方にこだわっていると、恋愛すら「ド根性」の世界になってしまいます。

青春新書
INTELLIGENCE

こころ涌き立つ「知」の冒険

いまを生きる

"青春新書"は昭和三一年に――若い日に常にあなたの心の友として、その糧となり実になる多様な知恵が、生きる指標として勇気と力になり、すぐに役立つ――をモットーに創刊された。

そして昭和三八年、新しい時代の気運の中で、新書"プレイブックス"にその役目のバトンを渡した。「人生を自由自在に活動《プレイ》する」のキャッチコピーのもと――すべてのうっ積を吹きとばし、自由闊達な活動力を培養し、勇気と自信を生み出す最も楽しいシリーズ――となった。

いまや、私たちはバブル経済崩壊後の混沌とした価値観のただ中にいる。その価値観は常に未曾有の変貌を見せ、社会は少子高齢化し、地球規模の環境問題等は解決の兆しを見せない。私たちはあらゆる不安と懐疑に対峙している。

本シリーズ"青春新書インテリジェンス"はまさに、この時代の欲求によってプレイブックスから分化・刊行された。それは即ち、「心の中に自らの青春の輝きを失わない旺盛な知力、活力への欲求」に他ならない。応えるべきキャッチコピーは「こころ涌き立つ"知"の冒険」である。

予測のつかない時代にあって、一人ひとりの足元を照らし出すシリーズでありたいと願う。青春出版社は本年創業五〇周年を迎えた。これはひとえに長年に亘る多くの読者の熱いご支持の賜物である。社員一同深く感謝し、より一層世の中に希望と勇気の明るい光を放つ書籍を出版すべく、鋭意志すものである。

平成一七年

刊行者　小澤源太郎

著者紹介

和田秀樹〈わだ　ひでき〉

1960年大阪府生まれ。精神科医。東京大学医学部卒業後、東京大学医学部附属病院精神神経科助手、米国カール・メニンガー精神医学校国際フェローを経て、現在、国際医療福祉大学大学院教授（臨床心理学）、川崎幸病院精神科顧問、和田秀樹こころと体のクリニック院長。著書に『六十代と七十代 心と体の整え方』（バジリコ）、『感情的にならない本』（新講社）、『「脳が老化」する前に知っておきたいこと』（小社刊）など多数。

ストレスの9割《わり》は「脳《のう》の錯覚《さっかく》」　青春新書 INTELLIGENCE

2021年6月15日　第1刷

著者　和《わ》田《だ》　秀《ひで》樹《き》

発行者　小澤源太郎

責任編集　株式会社プライム涌光

電話　編集部　03(3203)2850

発行所　東京都新宿区若松町12番1号 〒162-0056　株式会社青春出版社

電話　営業部　03(3207)1916　振替番号　00190-7-98602

印刷・中央精版印刷　製本・ナショナル製本

ISBN978-4-413-04621-3